Wolfgang Jilg

Der Impfkurs

Eine Anleitung zum richtigen Impfen

D1719040

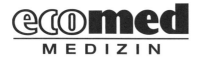

M E D I Z I N

Bibliografische Informationen der Deutschen Nationalbibliothek

Die Deutsche Nationalbibliothek verzeichnet diese Publikation in der Deutschen
Nationalbibliografie; detaillierte bibliografische Daten sind im Internet
über <http://dnb.d-nb.de> abrufbar.

Bei der Herstellung des Werkes haben wir uns zukunftsbewusst für umweltverträgliche
und wiederverwertbare Materialien entschieden.
Der Inhalt ist auf elementar chlorfreiem Papier gedruckt.

ISBN 978-3-609-51074-3

E-Mail: kundenbetreuung@hjr-verlag.de

Telefon: +49 89/2183-7928
Telefax: +49 89/2183-7620

Wolfgang Jilg
Der Impfkurs – Eine Anleitung zum richtigen Impfen
© 2009 ecomed MEDIZIN, eine Marke der Verlagsgruppe Hüthig Jehle Rehm GmbH
Heidelberg, München, Landsberg, Frechen, Hamburg

www.hjr-verlag.de

Titelbild: © Joachim Naas / fotolia.de
Satz: Fotosatz H. Buck, 84036 Kumhausen
Druck: Druckhaus Köppl & Schönfelder, 86391 Stadtbergen

Wolfgang Jilg

Der Impfkurs

Eine Anleitung zum richtigen Impfen

Inhalt

Inhalt

Einführung: Warum impfen wir?

Warum impfen wir? Wenn Sie dieses Buch zur Hand nehmen, werden Sie wahrscheinlich Impfen für sinnvoll und notwendig halten und deshalb diese Frage gar nicht stellen. Freilich sehen das nicht alle Menschen so, und als impfender Arzt werden Sie mit Sicherheit früher oder später mit dieser oder einer ähnlichen Frage konfrontiert werden. Oder Sie müssen, wie in unserem ersten Fallbeispiel, einer impfkritischen jungen Dame sehr detailliert über Impfungen Auskunft geben (und sollten sie dabei auch von der Bedeutung von Impfungen überzeugen!).

Fallbeispiel 1: Die Impfskeptikerin

Eine im vierten Monat schwangere, 30 jährige Psychologin sucht Sie auf. Sie hat sich im Bekanntenkreis über Impfungen informiert, ist aber über die teilweise sehr kontroversen Äußerungen ziemlich irritiert. Sie ist sich nun immer noch nicht sicher, ob sie ihr Kind impfen lassen soll oder nicht. Sie möchte daher Ihre Meinung dazu wissen und stellt Ihnen folgende Fragen:

- Was sind denn Impfungen eigentlich?
- Wie funktionieren Impfungen überhaupt?
- Sind Impfungen wirklich so wichtig?

Wenn Sie auf Anhieb in der Lage sind, diese drei Fragen erschöpfend zu beantworten, können Sie den folgenden Teil I unseres Büchleins getrost überspringen. Wenn nicht – sollten Sie auf der nächsten Seite weiterlesen!

Teil I: Theoretische Grundlagen des Impfens

In den folgenden Kapiteln sprechen wir über die Bedeutung von Impfungen und informieren uns über die verschiedenen Möglichkeiten der Immunprophylaxe, ihre Wirkungsmechanismen und über die Herstellung von Impfstoffen und Immunglobulinpräparaten.

1 Die Bedeutung von Schutzimpfungen

Impfen ist die kostengünstigste und effektivste Maßnahme zur Verhütung von Infektionskrankheiten. Durch eine weltweite Impfaktion gelang es, die Pocken auszurotten; mit der endgültigen Elimination der Poliomyelitis dürfte in wenigen Jahren zu rechnen sein. Krankheiten wie Tetanus, Diphtherie, Pertussis, Masern, Mumps oder Röteln konnten in vielen Teilen der Welt fast völlig zum Verschwinden gebracht werden *(Tab. 1)*. Besonders eindrucksvoll war der Rückgang der Kinderlähmung in der Bundesrepublik Deutschland nach Einführung der Schluckimpfung im Jahre 1962 *(Abb. 1)*: Innerhalb von nur zwei Jahren sank die Zahl der Poliomyelitisfälle von mehreren Tausend pro Jahr auf weniger als 50; 1986 wurde der letzte in Deutschland erworbene Fall von Kinderlähmung gemeldet.

Freilich dürfen wir dabei nicht vergessen werden, dass abgesehen von den Pockenviren die Erreger dieser Erkrankungen alle noch vorhanden sind. Wir sehen diese Infektionen vor allem deswegen kaum mehr, *weil* wir dagegen impfen. Nachlassen der Impfbereitschaft kann rasch zu einem erneuten Auftreten dieser Krankheiten führen, wie Anfang der 90er Jahre in Russland die wieder ausgebrochene Diphtherie zeigte. Auch gegen scheinbar verschwundene Krankheiten müssen wir also weiterimpfen! Dabei ist es wichtig, nicht nur den Einzelnen möglichst gut zu schützen, sondern auch hohe Durchimpfungsraten in der Bevölkerung zu erzielen und zu erhalten, denn dadurch lassen sich langfristig viele Infektionskrankheiten tatsächlich vollständig eliminieren.

Tabelle 1: Rückgang impfpräventabler Erkrankungen von 1900–1998, USA

Erkrankung	gemeldete Fälle/Jahr vor Einführung der Impfung	Fälle 1998	Abnahme
Pocken	48 164*	0	100%
Diphtherie	175 885	1	> 99,9%
Pertussis	147 271	6 279	95,7%
Tetanus	1 314	34	97,4%
Poliomyelitis	16 316**	0	100%
Masern	503 282	89	> 99,9%
Mumps	152 209	606	99,6%
Röteln	47 745	345	99,3%
kongenitale R.	823**	5	99,4%
Haemophilus influenzae b-Infektionen (invasiv)	20 000**	54	99,7%

* 1900 – 1904
** hochgerechnet
Quelle: Centers for Disease Control and Prevention (CDC). Impact of vaccines universally recommended for children – United States, 1990–1998. MMWR Morb Mortal Wkly Rep 1999; 48: 243–248

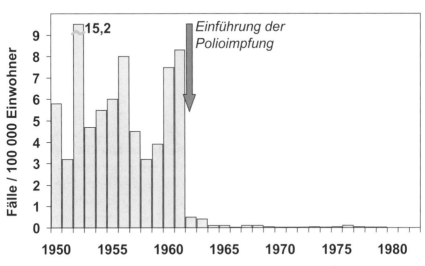

Abb. 1: Rückgang der Poliomyelitis in Deutschland (BRD) nach Einführung der Polio-Schluckimpfung im Jahr 1962

13

2 Möglichkeiten der Immunprophylaxe

Als Immunprophylaxe bezeichnen wir die gezielte Verhütung von Infektionskrankheiten mittels immunologischer Mittel. Die beiden prinzipiellen Möglichkeiten der Immunprophylaxe sind die passive und die aktive Immunisierung. Die passive Immunisierung besteht in der Verabreichung spezifischer, d.h., gegen bestimmte Erreger gerichteter Antikörper. Die aktive Immunisierung stellt die Stimulierung des körpereigenen Immunsystems durch die Gabe abgeschwächter oder abgetöteter Erreger dar.

Dazu eine sprachliche Anmerkung: Unter *Impfung* versteht man im weitesten Sinne sowohl die aktive Immunisierung als auch die passive. Meist wird der Begriff Impfung aber nur für die aktive Immunisierung benützt – auch wir wollen es so halten und die (aktive) Impfung der passiven Immunisierung – der Verabreichung spezifischer Antikörper – gegenüberstellen.

3 Wirkungsmechanismen immunprophylaktischer Maßnahmen

3.1 Passive Immunisierung

Bei der passiven Immunisierung werden dem Organismus Antikörper mit Spezifität gegen bestimmte Erreger zugeführt, üblicherweise durch intramuskuläre, in bestimmten Fällen auch durch intravenöse Applikation. Die zugeführten Antikörper können das Angehen einer Infektion verhindern oder wenigstens ihren klinischen Verlauf abmildern und Toxine neutralisieren. Ihre Wirkung setzt sehr schnell ein: Nach intramuskulärer Injektion ist mit einem Schutz nach wenigen Stunden zu rechnen, nach intravenöser Gabe sofort. Sie werden aber, wie die körpereigenen Immunglobuline auch, im Organismus abgebaut, wobei die Halbwertszeit für IgG bei etwa 20 Tagen liegt. Ihre Wirkung ist daher zeitlich begrenzt und hält in Abhängigkeit von der applizierten Menge einige Wochen bis maximal zwei bis drei Monate an.

3.2 Aktive Immunisierung

Bei der aktiven Immunisierung, der (eigentlichen) Impfung, wird durch die Verabreichung eines Impfstoffes aus abgeschwächten Erregern oder abgetöteten Erregern oder Erregerbestandteilen eine körpereigene Immunantwort induziert. Diese hat meist eine für Jahre bis Jahrzehnte anhaltende Immunität zur Folge. Die volle Schutzwirkung tritt allerdings erst nach einer gewissen Latenzzeit von mehreren Tagen bis Wochen ein.

Träger der Immunität nach aktiver Impfung sind ebenso wie nach natürlicher Infektion Antikörper der Klasse IgG im Serum, in manchen Fällen, wie etwa der Impfung mit Poliolebendimpfstoff oder dem oralen Typhusimpfstoff, auch sekretorische Antikörper der Klasse IgA.

Diese Antikörper sind in der Lage, Viren und Toxine zu neutralisieren, Bakterien unter Mithilfe von Komplementfaktoren zu zerstören und durch ihre opsonisierende Wirkung die Phagozytose von Erregern zu begünstigen. Die neutralisierende Wirkung antiviraler Antikörper beruht im Wesentlichen auf ihrer Bindung an Proteine der Virusoberfläche; dadurch wird die Kontaktaufnahme zwischen Virus und Virusrezeptor auf der Oberfläche der Zielzelle unterbunden und das Eindringen des Erregers in die Zielzelle verhindert. Auf ähnliche Weise können Toxine durch Blockierung ihres aktiven Zentrums inaktiviert werden. In beiden Fällen kann es zu einer direkten Blockade von Bindestrukturen kommen, oder zu ihrer Inaktivierung durch eine Konformationsänderung, die durch die Antikörperbindung ausgelöst wird. Antikörper, die gegen bestimmte Adhäsionsmoleküle gerichtet sind, können die Bindung von Bakterien an Schleimhautoberflächen verhindern, was für viele Erreger eine Voraussetzung für die Gewebsinvasion oder die lokale Proliferation darstellt. Für die antibakterielle Aktivität von Antikörpern wichtiger ist wohl aber ihre Fähigkeit, nach Bindung an den Erreger Komplement zu aktivieren und dadurch seine Lyse zu induzieren. Von ebenso großer Bedeutung für die Abwehr von Bakterien ist die opsonisierende Aktivität von Antikörpern, wodurch die Phagozytose des Erregers durch neutrophile Granulozyten, Makrophagen oder Monozyten erleichtert wird.

Die meisten Impfstoffe führen zur Ausbildung eines immunologischen Gedächtnisses, das auch nach dem Absinken oder Verschwinden spezifischer
Antikörper bei Kontakt mit dem Erreger oder einer erneuten Impfung sehr
rasch wieder zu einer ausgeprägten Immunantwort führt, ein Phänomen, das
als „anamnestische Reaktion" bezeichnet wird *(Abb. 2)*. Die Ausbildung eines
immunologischen Gedächtnisses ist auf die Aktivierung von T-Helfer-Zellen
durch den Impfstoff angewiesen, kann also nur bei Immunisierung mit T-Zell-
abhängigen Antigenen stattfinden. Dabei handelt es sich in der Regel um
Proteine, Polysaccharide sind im Allgemeinen dazu nicht in der Lage. Reine
Polysaccharidimpfstoffe, wie der 23-valente Pneumokokkenimpfstoff, können
daher kein immunologisches Gedächtnis induzieren.

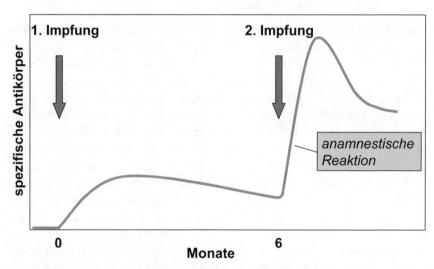

Abb. 2: Immunologisches Gedächtnis: amnestische Reaktion auf 2. Impfung („Booster-
Impfung") ein halbes Jahr nach erster Impfstoffgabe

4 Herstellung und Eigenschaften von Immunglobulinpräparaten und Impfstoffen

4.1 Immunglobulinpräparate

Die heute gebräuchlichen Antikörperpräparationen sind in der Regel menschlichen Ursprungs, nur in wenigen Fällen werden noch tierische Seren verwendet. Erster Vertreter einer neuen Generation von Antikörperpräparaten ist ein „humanisierter" monoklonaler Antikörper zur Prophylaxe einer Infektion mit dem Respiratory-Syncytial-Virus (RSV). In *Tabelle 2* sind die in Deutschland verfügbaren, gegen Infektionserreger oder ihre Toxine gerichteten Antikörperpräparate zusammengestellt.

4.1.1 Humane Immunglobulinpräparate

Humane Immunglobulinpräparate werden aus Plasma menschlicher Spender hergestellt. In mehreren Fällungs- und Konzentrierungsschritten werden die Immunglobuline isoliert. Die verwendeten Verfahren gewährleisten neben der Anreicherung der IgG-Fraktion auch die Entfernung von möglicherweise vorhandenen Infektionserregern wie Hepatitis-B- oder C-Viren oder HIV. Zusätzlich werden die Präparate noch einem Virus-Inaktivierungsverfahren unterworfen. In Deutschland werden nur Immunglobuline zugelassen, deren Herstellungsprozess definierten Sicherheitsstandards folgt; diese Präparate sind daher mit Sicherheit frei von Hepatitis-B- und C-Viren und dem humanen Immunschwächevirus. Humane Immunglobulinpräparate enthalten überwiegend Antikörper der Klasse IgG sowie kleine Mengen an IgA.

Präparate zur intramuskulären Injektion enthalten 160 mg IgG pro ml, intravenös applizierbare Immunglobuline weisen eine IgG-Konzentration von 50 mg/ml auf. Intramuskulär zu applizierende Präparate können aggregiertes IgG enthalten, das wie Immunkomplexe eine Immunkomplexerkrankung auslösen kann. Sie dürfen deshalb auf keinen Fall i.v. gegeben werden. Die Präparate kommen zum Einsatz, wenn kleinere IgG-Mengen (0,5–2 g, entsprechend 3–12 ml) benötigt werden, wie es in der Prä- oder Postexpositionsprophylaxe

Tabelle 2: In Deutschland verfügbare spezifische Immunglobulinpräparate zur Infektionsprophylaxe

Immunglo-bulin-Quelle	Immunglobulin gegen	Handelsname	Anwendung
Mensch	Hepatitis A-Virus	• Beriglobin® *	i.m.
	Hepatitis B-Virus	• Hepatitis B-Immun-globulin Behring	i.m.
		• Hepatect® CP	i.v.
	Tetanus-Toxin	• Tetagam® N	i.m.
		• Tetanobulin® S/D 250 I.E.	i.m.
	Tollwut-Viren	• Berirab®	i.m.
		• Tollwutglobulin Merieux® P	i.m.
	Varicella-Zoster-Virus	• Varicellon®	i.m.
		• Varitect® CP	i.v.
	Zytomegalie-Virus	• Cytoglobin®	i.v.
		• Cytotect® CP Biotest	i.v.
Pferd	Botulinustoxin	• Botulismus-Antitoxin Behring	i.v.
	Diphtherietoxin	• Diphtherie-Antito-xin**	i.v.
Maus/ Mensch	Respiratory-Syncytial-Virus	• Synagis®	i.m.

* Standardimmunglobulin, enthält definierte Konzentration von Antikörpern gegen Hepatitis A
** in Deutschland nicht zugelassen und nicht generell verfügbar; ein Präparat aus Kroatien kann bei Bedarf über die Notfalldepots der Bundesländer (s. Rote Liste) bezogen werden

von Infektionskrankheiten in der Regel der Fall ist. Die wesentlich teureren i.v. Immunglobuline sind frei von aggregiertem IgG. Sie sind indiziert, wenn große IgG-Mengen verabreicht werden müssen (Substitutionstherapie), oder wenn eine Blutungsneigung eine intramuskuläre Injektion verbietet.

Wir unterscheiden die normalen Immunglobulinpräparationen, die das Antikörperspektrum eines normalen, gesunden Erwachsenen enthalten („normales" Immunglobulin, Standardimmunglobulin) und spezielle Immunglobuline, in denen Antikörper gegen bestimmte Erreger angereichert vorliegen (früher auch als Hyperimmunglobuline bezeichnet). Sie werden genauso hergestellt wie die normalen Immunglobuline, stammen aber von Spendern, in deren Plasma die entsprechenden Antikörper in sehr hoher Konzentration vorhanden sind. Auch sie enthalten also das gesamte Antikörperspektrum.

4.1.2 Tierseren

Das einzige in Deutschland zugelassene und verfügbare tierische Antiserum ist das Botulismus-Antitoxin. Es handelt sich bei diesem Präparat um ein Serum vom Pferd, bei dem die Nicht-Immunglobulin-Anteile zum größten Teil enzymatisch abgebaut wurden, um die Gefahr einer Sensibilisierung zu verringern. Diphtherie-Antitoxin, das ebenfalls vom Pferd stammt, wird in Deutschland nicht mehr hergestellt. Ein im Ausland hergestelltes Präparat kann für Patienten mit Diphtherie über die Notfalldepots der Bundesländer bezogen werden.

4.1.3 Monoklonale Antikörper

Der bislang einzige zugelassene antiinfektiöse monoklonale Antikörper ist das gegen das Respiratory-Syncytial-Virus (RSV) gerichtete Präparat Palivizumab. Es handelt sich dabei um einen „humanisierten" monoklonalen Antikörper, der sich zu 95 % aus humanen und zu 5 % aus murinen Antikörpersequenzen zusammensetzt. Er besitzt eine neutralisierende und fusionsinhibitorische Aktivität gegenüber den beiden RSV-Untertypen A und B.

5 Impfstoffe

Zur aktiven Immunisierung werden abgetötete Erreger, Erregerbestandteile oder inaktivierte mikrobielle Toxine (Totimpfstoffe) oder in ihrer Pathogenität abgeschwächte, noch vermehrungsfähige Erreger (Lebendimpfstoffe) eingesetzt. Die in Deutschland zugelassenen Tot- und Lebendimpfstoffe zeigt die *Tabelle 3*.

Tabelle 3: In Deutschland zugelassene und verfügbare Impfstoffe

Totimpfstoffe		
Antiviral	Impfstoffe gegen	Poliomyelitis
		Hepatitis A
		Hepatitis B
		Frühsommer-Meningoenzephalitis
		Influenza
		Tollwut
		humane Papillomviren
		Japanische Enzephalitis
Antibakteriell	Impfstoffe gegen	Hämophilus-influenzae Typ b
		Pertussis
		Pneumokokken
		Meningokokken
		Typhus
		Cholera
Antitoxisch	Impfstoffe gegen	Tetanus
		Diphtherie
Lebendimpfstoffe		
Antiviral	Impfstoffe gegen	Masern
		Mumps
		Röteln
		Varizellen
		Gelbfieber
		Rotaviren
Antibakteriell	Impfstoff gegen	Typhus

5.1 Totimpfstoffe

Zur Herstellung von Impfstoffen aus abgetöteten Erregern werden zunächst die Erreger gezüchtet: Bakterien werden auf leblosen flüssigen oder festen Nährböden vermehrt, zur Anzucht von Viren bedient man sich tierischer oder menschlicher Zellkulturen oder bebrüteter Hühnereier. Die Erreger werden gereinigt und anschließend inaktiviert. Häufigste Inaktivierungsmethode ist die Behandlung mit Formalin. Für den Tollwutimpfstoff werden die Viren mit β-Propiolacton behandelt. Zur Inaktivierung der Erreger im Choleraimpfstoff wird neben Formalin auch Hitze benutzt. Die Formalinbehandlung führt zu inter- und intramolekularer Quervernetzung von Proteinen der Erregeroberfläche; dadurch werden die Proteine funktionell inaktiv, behalten aber ihre Antigenität bei.

Da Vakzinen aus ganzen Erregern zwar meist eine gute Immunogenität besitzen, gelegentlich aber zu verstärkten Nebenwirkungen wie ausgeprägten Lokalreaktionen mit Rötung und Schwellung oder Fieber führen können, werden oft nur Teile von Erregern als Impfstoff verwendet. Dabei handelt es sich meist um Strukturen der Erregeroberfläche, wie z.B. Hämagglutinin und Neuraminidase des Influenzavirus, die Oberflächenproteine des Hepatitis-B-Virus und der Papillomviren oder die Polysaccharidkomponenten von Meningokokken, Pneumokokken und Hämophilus influenzae Typ b.

Letztlich ebenfalls Erregerbestandteile stellen die Toxine dar, die in entgifteter Form – als so genannte Toxoide – als Impfstoffe gegen Tetanus und Diphtherie zum Einsatz kommen. Die Inaktivierung beider Toxine wird ebenfalls durch Behandlung mit Formaldehyd erreicht.

Die ungenügende Wirksamkeit mancher auf herkömmlichem Weg hergestellten Impfstoffe, hohe Produktionskosten und aufwändige Sicherheitsmaßnahmen bei der Herstellung von Impfstoffen aus gefährlichen Erregern waren der Anlass für die Entwicklung von Alternativverfahren zur „klassischen" Impfstoffherstellung.

Die Möglichkeit, Proteine auf gentechnischem Weg herzustellen, wurde zum ersten Mal erfolgreich zur Produktion eines Impfstoffes gegen Hepatitis B eingesetzt. Zur Herstellung dieses ersten rekombinanten Impfstoffes wurde in Zellen von Saccharomyces cerevisiae (Bäckerhefe) ein Expressionsplasmid eingesetzt, das das Gen für das Oberflächenprotein des Hepatitis-B-Virus, HBsAg, enthielt. Dadurch wurden die Zellen befähigt, HBsAg zu bilden; das HBsAg wird durch Aufbrechen der Zellen freigesetzt, gereinigt und an Aluminiumhydroxid adsorbiert als Impfstoff eingesetzt. Ebenfalls gentechnisch hergestellt ist das als Impfstoff gegen humane Papillomviren verwendete Kapsidprotein L1 des Erregers.

Neue Einsichten in die Funktionsweise des Immunsystems erlaubten die Entwicklung von Verfahren zur Erhöhung der Immunogenität bestimmter Impfstoffe. Eines der wichtigsten dieser neuen Verfahren war die Kopplung von als Impfstoff eingesetzten Kohlenhydraten an Trägerproteine, wie sie erstmals im Impfstoff gegen Haemophilus influenzae Typ b verwirklicht wurde. Kohlenhydrate, die häufig immunogene Determinanten auf der Bakterienoberfläche darstellen, sind allein oft wenig immunogen. Sie stellen T-Zell-unabhängige Antigene dar, die meist nur eine kurzzeitige Immunantwort hervorrufen und bei Kindern unter zwei Jahren in der Regel zu keiner Antikörperbildung führen. Kovalente Bindung des Kohlenhydrats an ein Protein bewirkt, dass nach der Aufnahme des Komplexes durch B-Zellen oder Makrophagen der Proteinanteil prozessiert und präsentiert wird. Damit werden T-Helferzellen aktiviert und die ursprünglich T-Zell-unabhängige Immunantwort wird zu einer T-Zell-abhängigen, die zu höheren und länger persistierenden Antikörpertitern führt und auch bei Säuglingen schon ausgeprägt ist. Neben dem Haemophilus influenzae-Impfstoff werden heute Impfstoffe gegen Pneumokokken und gegen Meningokokken auf diese Weise hergestellt.

Als Hauptvorteil von Totimpfstoffen gilt ihre Sicherheit. Sie können nicht, wie – zumindest theoretisch – Lebendimpfstoffe, zum pathogenen Wildtyp rückmutieren (s.u.). Da von ihnen keine Infektionsgefahr ausgeht, sind sie ohne Bedenken auch bei Menschen mit Immundefekten einsetzbar. Verschiedene Totimpfstoffe können zusammen, aber auch in beliebigen Intervallen verabreicht werden. Die Einhaltung von bestimmten Zeitabständen wie nach Lebendimpfungen ist nicht notwendig. Entscheidender Nachteil vieler Totimpfstoffe ist jedoch ihre gegenüber Lebendimpfstoffen oft deutlich geringere

Immunogenität. So sind für eine Grundimmunisierung häufig zwei oder drei Impfungen notwendig; der Impfschutz ist in seiner Dauer beschränkt und muss nach einigen Jahren durch eine erneute Impfung wieder aufgefrischt werden. Außerdem ist die Menge an inaktivierten Erregern, die pro Dosis eines Totimpfstoffes eingesetzt werden muss, um ein Vielfaches höher als die für eine Dosis eines Lebendimpfstoffes eingesetzte Menge an Keimen; dadurch sind Totimpfstoffe im Allgemeinen in der Herstellung teurer.

Den inaktivierten Erregern oder den isolierten Erregerbestandteilen werden meist Adjuvantien zugesetzt. Adjuvantien führen zu einer Verstärkung der Immunantwort, wobei ihre genaue Wirkungsweise von Substanz zu Substanz unterschiedlich und meist noch nicht restlos geklärt ist. Die am häufigsten eingesetzten Adjuvantien sind die Aluminiumverbindungen Aluminiumphosphat und Aluminiumhydroxid. Neue, in einigen Impfstoffen verwendete Adjuvantien sind Monophosphoryl-Lipid A (MPLA), ein Derivat eines Salmonellen-Lipopolysaccharids und MF-59, eine Mischung aus Lipiden (Squalen, Sorbitantrioleat) und einem Detergens (Tween 80), die in Form kleiner Vesikel dem Impfstoff beigemischt werden. Adjuvantien können Antigen-präsentierende Zellen, wie Makrophagen oder dendritische Zellen, und T-Lymphozyten aktivieren und damit die Immunogenität eines Totimpfstoffs beträchtlich verstärken. Aluminiumverbindungen besitzen darüber hinaus eine gewisse Depotwirkung, durch die das Antigen nur langsam freigesetzt wird.

5.2 Lebendimpfstoffe

Zur Herstellung eines Lebendimpfstoffes werden Erreger – Viren oder Bakterien – zunächst „attenuiert", also in ihrer Pathogenität reduziert. Dabei macht man sich die Tatsache zunutze, dass sich die meisten Bakterien und Viren sehr rasch vermehren und dabei immer wieder Mutanten mit veränderten Eigenschaften entstehen. Die Erreger werden über mehrere Generationen gezüchtet und aus den dabei entstehenden Mutanten diejenigen ausgewählt, die noch vermehrungsfähig sind, aber ihre Pathogenität völlig oder weitestgehend eingebüßt haben. Sofern sich in weiteren Untersuchungen der Verlust der Pathogenität bestätigt und die Mutation stabil ist, d.h. der Erreger nicht in nachfolgenden

Passagen wieder zum pathogenen Wildtyp rückmutiert, kann diese attenuierte Mutante als Impfstoff eingesetzt werden. Obwohl in der Vergangenheit eine Vielzahl von Lebendimpfstoffen vor allem gegen Virusinfektionen hergestellt wurden – z.B. gegen Gelbfieber, Poliomyelitis, Masern, Mumps, Röteln und Varizellen – ist über die der Attenuierung zugrunde liegenden genetischen Veränderungen bei den meisten Lebendimpfstoffen nur wenig bekannt. So ist vor allem bei den attenuierten Virusimpfstoffen meist nicht eindeutig geklärt, auf welche Veränderungen im Genom der Verlust der Pathogenität zurückzuführen ist. Daher ist es bisher auch noch nicht gelungen, ein Virus durch gentechnische Manipulationen soweit zu attenuieren, dass es als Impfvirus eingesetzt werden kann – was theoretisch durchaus möglich wäre.

Die Vorteile von Lebendimpfstoffen liegen in ihrer im Vergleich zu Totimpfstoffen deutlich höheren Immunogenität. Diese ist in erster Linie wohl darauf zurückzuführen, dass durch den Einsatz einer Lebendvakzine der natürliche Infektionsvorgang wesentlich besser als bei Totimpfstoffen nachgeahmt wird. Die Folge ist eine bessere Antikörperbildung schon nach einer einzelnen Impfung, die häufig zu einer lebenslangen Immunität führt. Zusätzlich wird auch eine ausgeprägte zelluläre Immunantwort ausgelöst, die sich nicht nur auf die Stimulation von T-Helfer-Zellen und damit letztlich auf die Produktion von Antikörpern beschränkt, sondern auch zu einer Induktion von spezifischen zytotoxischen T-Zellen führt. Wenn auch deren genaue Rolle für die impfbedingte Immunität noch weitgehend ungeklärt ist, so kann man doch davon ausgehen, dass sie durchaus eine Bedeutung für die gute Schutzwirkung von Lebendimpfungen haben. Ein unter Umständen schwerwiegender Nachteil von Lebendimpfstoffen ist die Möglichkeit der Rückmutation zum pathogenen Wildtyp sowie die trotz Attenuierung potenzielle Gefährlichkeit für Menschen mit Immundefekten.

6 Stabilität von Impfstoffen

Alle bei uns verfügbaren Impfstoffe müssen bei 2–8 °C gelagert werden. Eine kurzfristige Erwärmung auf Raumtemperatur wird von Totimpfstoffen in der

Regel toleriert: Temperaturen bis maximal 25 °C für < 24 Stunden beeinträchtigen die Immunogenität dieser Impfstoffe im Allgemeinen nicht. Dagegen kann auch nur kurzfristiges Einfrieren Adsobatimpfstoffe, also Totimpfstoffe, die an Aluminiumhydroxid oder -phosphat adsorbiert sind, völlig inaktivieren. Durch Einfrieren verklumpt das Adjuvans und lässt sich nicht mehr resuspendieren, wodurch der Impfstoff seine Immunogenität weitestgehend einbüßt.

Lebendimpfstoffe verlieren durch auch nur kurzfristige Temperaturerhöhungen ihre Aktivität. Einfrieren schadet Lebendimpfstoffen dagegen nicht. Vorsicht ist allerdings geboten, wenn flüssigkeitsgefüllte Ampullen eingefroren werden. Durch das Einfrieren können Haarrisse entstehen, die bei weiterer Lagerung die Sterilität des Impfstoffs bzw. des Lösungsmittels gefährden.

Diskussion des Fallbeispiels 1: Die Impfkritikerin

Sie erinnern sich noch an unsere impfskeptische junge Dame, die wissen wollte, was denn Impfungen eigentlich sind, wie sie funktionieren und ob sie wirklich so wichtig sind? Sicher können Sie jetzt ihre Fragen beantworten, z.B. so:

Impfungen sind wichtige Maßnahmen zur Verhütung von Infektionskrankheiten. Durch eine Impfung wird das Immunsystem veranlasst, Antikörper und spezifische Immunzellen zu bilden und dadurch eine Immunität gegen den Erreger, gegen den geimpft wird, aufzubauen. Die von einem Impfstoff induzierte Immunreaktion gleicht weitestgehend der Immunreaktion auf den entsprechenden Erreger, macht aber nicht krank. Durch Impfungen wurden die Pocken ausgerottet und eine Reihe von Erkrankungen fast völlig zum Verschwinden gebracht. Aber nur durch kontinuierliches Impfen bleiben diese Krankheiten auch verschwunden, Nachlassen der Impfbereitschaft führt immer wieder zu kleineren oder größeren Ausbrüchen, wie dem massiven Ausbruch von Diphtherie Anfang der neunziger Jahre in Russland oder Masernausbrüchen in Deutschland.

Teil II: Impfpraxis

Im Teil II wollen wir uns mit den praktischen Aspekten des Impfens befassen und über Impftechniken, Impfung von Menschen mit bestimmten Risiken, Indikationen, Kontraindikationen und Nebenwirkungen von Impfungen sprechen.

7 Wie impfen? – Hinweise zur Impftechnik

Hier geht es darum, wie und an welcher Stelle Impfstoffe appliziert werden, was bei der zeitlichen Abfolge von Impfungen zu beachten ist, ob und gegebenenfalls welche Zeitabstände zwischen verschiedenen Impfungen einzuhalten sind, ob vor Impfungen ein früherer Kontakt mit dem Erreger ausgeschlossen werden muss und ob bzw. wann der Impferfolg kontrolliert werden sollte.

7.1 Art der Impfstoffapplikation

Fallbeispiel 2: Impfung bei Marcumarbehandlung

Ein 57-jähriger Patient kommt zu Ihnen zur Impfberatung. Da er aus beruflichen Gründen einen zweijährigen Auslandsaufenthalt in China plant, möchte er auch seine Hepatitis-B-Impfung auffrischen lassen (die Grundimmunisierung fand vor zwölf Jahren statt, der Impferfolg wurde nie untersucht). Er steht wegen eines vor einem dreiviertel Jahr erlittenen Herzinfarkts unter Marcumar (und sollte deshalb keine intramuskulären Injektionen erhalten!). Sie überprüfen zunächst durch einen Test auf Anti-HBs, ob der Mann noch schützende Antikörper besitzt. Das zwei Tage später eintreffende Ergebnis lautet „Anti-HBs negativ". Eine Impfentscheidung steht nun also an.

- Kann der Patient geimpft werden?
- Wenn ja: Wie führen Sie die Impfung durch (Applikationsart und -ort)?

Aktivimpfstoffe können

- intramuskulär,
- subkutan,
- intrakutan oder
- oral

verabreicht werden. Generell gilt, dass Adsorbatimpfstoffe immer intramuskulär injiziert werden (Adsorbatimpfstoffe sind z.b. die Impfstoffe gegen Tetanus, Diphtherie, Hepatitis A, Hepatitis B oder Frühsommer-Meningoenzephalitis). Beim Vorliegen von Gerinnungsstörungen (Antikoagulantientherapie, Hämophilie) ist eine subkutane Impfung möglich, sie kann aber verstärkte Nebenwirkungen in Form lokaler Entzündungsreaktionen und u.U. die Bildung von Aluminiumgranulomen zur Folge haben. Letztere sind harmlos, können aber Monate persistieren.

Impfstoffe mit vermehrungsfähigen Erregern (Lebendimpfstoffe wie die Impfstoffe gegen Masern, Mumps, Röteln, Varizellen, Gelbfieber) werden in der Regel subkutan appliziert, eine intramuskuläre Gabe ist aber oft ebenfalls möglich (z.b. der Impfstoffe gegen Masern, Mumps, Röteln, Gelbfieber).

Einzig die Impfung gegen Tuberkulose (BCG-Impfung) *muss* immer streng intrakutan durchgeführt werden (die BCG-Impfung wird gegenwärtig in Deutschland, Österreich, Belgien, Dänemark und Spanien nicht mehr empfohlen, ist aber in allen anderen europäischen Ländern und fast allen Staaten weltweit in Gebrauch).

Diskussion des Fallbeispiels 2: Impfung bei Marcumarbehandlung

Patienten unter Marcumar dürfen wegen der erhöhten Blutungsgefahr keine intramuskulären Injektionen erhalten, also auch keine intramuskulären Impfungen. Wie die meisten Impfungen, die i.m. gegeben werden sollten, kann aber auch die Hepatitis-B-Impfung subkutan appliziert werden. Allerdings ist bei dieser Applikationsart bei Adsorbatimpfstoffen mit verstärkten lokalen Nebenwirkungen und u.U. mit der Bildung eines Aluminiumhydroxid-Granuloms zu rechnen. Darüber sollte der Impfling aufgeklärt werden.

7.1.1 Intramuskuläre Injektion

Fallbeispiel 3: Ort der intramuskulären Impfstoffinjektion

Ein 16-jähriges Mädchen kommt zur ersten Hepatitis-B-Impfung. Nachdem Sie das Mädchen ausführlich über die Impfung und die Hepatitis B aufgeklärt haben und die Impfung durchführen wollen, bittet Sie die Patientin, den Impfstoff nicht in den Oberarm (M. deltoideus), sondern „in den Po" (intraglutaeal) zu spritzen; sie habe die vor ca. zwei Jahren durchgeführte Tetanus-Impfung, die in den linken Oberarm erfolgt sei, sehr schlecht vertragen (der Arm sei dick geworden und habe mehrere Tage geschmerzt). Was tun Sie?

• Injizieren Sie den Impfstoff wunschgemäß intraglutaeal oder bestehen Sie auf der Impfung in den M. deltoideus (und wenn ja, warum)?

Intramuskuläre Injektionen werden üblicherweise in den Musculus gluteaus, den Musculus deltoideus und den Musculus vastus lateralis verabreicht.

Der Ort der Wahl für die intramuskuläre Injektion von Impfstoffen ist bei Kindern unter 18 Monaten der Musculus vastus lateralis.

Bei älteren Kindern und Erwachsenen sollte für i.m. zu applizierende Aktivimpfstoffe immer der Musculus deltoideus bevorzugt werden. Diese Stelle ist einfach zugänglich und hat bei vergleichenden Untersuchungen bezüglich impfbedingter Nebenwirkungen deutlich besser abgeschnitten als die Glutäalregion. Der einzige Nachteil dieser Stelle besteht in ihrer begrenzten Größe, weshalb nur kleinere Volumina appliziert werden können. Für Aktivimpfungen ist das aber unerheblich, da die Einzeldosis im allgemeinen 1 ml nicht überschreitet.

Die in der Vergangenheit für Impfungen bevorzugte Glutäalregion sollte aus mehreren Gründen für die Injektion von i.m. zu applizierenden Aktivimpfungen verlassen werden: Bei Kindern vor dem Laufalter ist der Musculus gluteaus maximus bzw. medius noch schwach entwickelt; außerdem ist die Möglichkeit einer Infektion des Stichkanals bei Kindern, die noch gewickelt werden, an dieser Stelle besonders groß. Wie oben bereits erwähnt, sind lokale Reaktionen hier häufiger als am Oberarm. Bei Verwendung von Kanülen mit einer Länge von 25 mm oder weniger wird in vielen Fällen auch bei schlanken Menschen der Muskel nicht erreicht und der Impfstoff wird im Fettgewebe deponiert. In diesem Fall ist die Immunantwort speziell auf die Hepatitis-B-Impfung und auf die Impfung gegen Tollwut deutlich schlechter als nach Impfung in den Musculus deltoideus. Deshalb ist für Kinder über 18 Monate ebenso wie für Erwachsene der Musculus deltoideus die Stelle der Wahl für alle i.m. zu gebenden aktiven Impfstoffe.

Diskussion des Fallbeispiels 3: Ort der intramuskulären Impfstoffinjektion

Für Kinder, Jugendliche und Erwachsene ist die Stelle der Wahl für i.m. zu applizierende Impfstoffe der M. deltoideus. Bei Verwendung der üblichen Kanülen von 25 mm wird bei der Injektion in den M. glutaeus oft der Muskel nicht erreicht. Wird der Impfstoff im Fettgewebe deponiert, ist die Immunantwort oft schlechter, speziell im Falle des Hepatitis-B- und des Tollwutimpfstoffs. Deshalb sollte die Hepatitis-B-Impfung auf jeden Fall in den M. deltoideus erfolgen. Was ihre Angst vor Nebenwirkungen angeht, so kann man die junge Dame beruhigen. Der Hepatitis-B-Impfstoff ist wesentlich besser verträglich als der Tetanusimpfstoff.

7.1.2 Subkutane und intrakutane Injektion

Subkutane Injektionen erfolgen bevorzugt in den hinteren oberen Anteil des Oberarms oder den anterolateralen Anteil des Oberschenkels. Die intrakutane Injektion wird routinemäßig nur für die BCG-Impfung eingesetzt. Da die BCG-Impfung an der Impfstelle eine Narbe hinterlassen kann, ist es empfehlenswert, die Impfung am Oberschenkel vor dem Trochanter major, also einer in der Regel bedeckten Hautstelle, vorzunehmen.

7.1.3 Orale Applikation

Von den in Deutschland zugelassenen Impfstoffen werden die Lebendimpfstoffe gegen Typhus und gegen Rotaviren und der Totimpfstoff gegen Cholera oral verabreicht. Generell sollten Schluckimpfstoffe nicht in Kombination mit Laxantien oder bei bestehenden Durchfallerkrankungen gegeben werden.

7.1.4 Hinweise und Tipps zum richtigen Impfen

Die folgenden Seiten zeigen Ihnen Hinweise und Tipps zum richtigen Impfen.

1. Impfstelle freimachen (lassen)
   - für intramuskuläre Injektionen
     - Regio deltoidea (bei älteren Kindern, Jugendlichen, Erwachsenen)
     - Oberschenkel (bei Säuglingen)
   - für subkutane Injektion
     - untere Hälfte des Oberarms (bei älteren Kindern, Jugendlichen, Erwachsenen)
     - Oberschenkel (bei Säuglingen)

Merke: Bei Injektion in den M. deltoideus muss die *gesamte* Regio deltoidea übersehbar sein; cave aufgekrempelte Hemd-, Blusen- oder T-Shirt-Ärmel:

→ venöser Stau (Blutungsgefahr)

→ Impfstelle teilweise verdeckt

→ Orientierung erschwert

2. Desinfektion der Impfstelle
   - bei Verwendung eines Desinfektionssprays Mindesteinwirkungszeit beachten (wenigstens 30 sec); Injektion erst, wenn eingesprühte Stelle trocken ist
   - Am besten: Injektionsstelle einsprühen – trocken wischen – nochmals einsprühen – Impfstoff aufziehen – Nadel wechseln (inzwischen sollte die Punktionsstelle trocken sein) – injizieren
3. Vorbereitung der Spritze
   - Adsorbatimpfstoffe vor Gebrauch gut aufschütteln
   - Zum Aufziehen des Impfstoffs (bzw. des Lösungsmittels) großvolumige und ausreichend lange Kanüle benutzen (0,9 × 40 mm)
   - nach Aufziehen des Impfstoffs Kanülenwechsel: für Injektion dünne Kanüle (0,55 × 25 mm; für Säuglinge: 0,50 × 16 mm) benutzen
4a. *Intramuskuläre Injektion* (ältere Kinder, Jugendliche, Erwachsene) *(Abb. 3a)*
   - Injektion in den Musculus deltoideus

- Einstich in der Mittellinie oberhalb der Achsel, bei Jugendlichen und Erwachsenen ca. drei Querfinger unter dem Akromion
- senkrecht zur Hautoberfläche einstechen, nach Einstich (ca. 2 cm tief) aspirieren, erst wenn sicher kein Blut erscheint, zügig injizieren

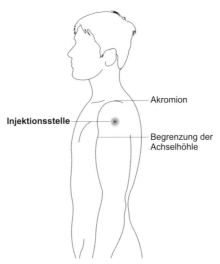

Abb. 3a: Intramuskuläre Injektion: Injektionsstelle bei älteren Kindern, Jugendlichen und Erwachsenen

4b. Intramuskuläre Injektion (Säuglinge) *(Abb. 3b)*
- Injektion in den Musculus vastus lateralis
- Einstich in den oberen seitlichen Quadranten des Oberschenkels
- senkrecht zur Hautoberfläche einstechen, nach Einstich (ca. 1,5 cm tief) aspirieren, erst wenn sicher kein Blut erscheint, zügig injizieren.

31

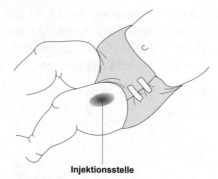

Injektionsstelle

Abb. 3b: Intramuskuläre Injektion: Injektionsstelle bei Säuglingen

4c. Subkutane Injektion *(Abb. 3c)*

- an der Rückseite des Oberarms im mittleren Drittel
- mit zwei Fingern der linken Hand ca. zwei cm dicke Hautfalte abheben, im Winkel von 30–45° von unten nach oben in Längsrichtung des Oberarms einstechen, aspirieren, injizieren

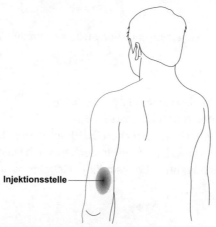

Injektionsstelle

Abb. 3c: Injektionsstelle für die subkutane Injektion

5. Injektionsstelle mit Pflaster versorgen

7.2 Die zeitliche Abfolge von Impfungen

7.2.1 Impfschemata

Fallbeispiel 4: Zu spät für die dritte Impfung?

Ein 20-jähriger Medizinstudent erhielt vor knapp einem Jahr von Ihnen die ersten beiden Hepatitis-B-Impfungen. Er kommt heute zur dritten Impfung, die nach den Angaben des Herstellers sechs Monate nach der ersten Injektion durchgeführt werden sollte. Inzwischen sind seit der ersten Impfung elf Monate vergangen.

- Kann die dritte Impfung nachgeholt werden oder muss die gesamte Impfserie wieder von vorne begonnen werden?

Je nach ihrer Immunogenität müssen Impfstoffe für eine ausreichende Grundimmunisierung, die einen sicheren Langzeitschutz gewährleistet, ein- bis viermal appliziert werden. Das dazu notwendige Impfschema wird vom Hersteller festgelegt.

Für viele Lebendimpfstoffe reicht die Gabe einer Impfstoffdosis zur Grundimmunisierung aus (Masern, Mumps, Röteln, Gelbfieber). Die zweite Gabe des Masern-Mumps-Röteln-Impfstoffs bei Kleinkindern dient lediglich der Schließung von Impflücken (d.h. der erneuten Immunisierung derer, die auf die erste Impfung nicht angesprochen haben, etwa wegen noch vorhandener mütterlicher Antikörper). Die Varizellen- und die Rotavirusimpfung müssen zweimal (bzw. bei einem der beiden Rotavirusimpfstoffe dreimal) verabreicht werden.

Die Immunogenität von Totimpfstoffen ist im Allgemeinen geringer als die von Lebendimpfstoffen, weshalb für eine Grundimmunisierung meist drei, gelegentlich auch vier Dosen notwendig sind. Prinzipiell werden dabei zwei Dosen in einem kurzen Abstand von zwei bis acht (meist vier) Wochen verabreicht, gefolgt von einer dritten Impfstoffgabe nach sechs bis zwölf Monaten. Die späte Impfstoffinjektion ist wesentlicher Bestandteil der Grundimmunisierung und darf auf keinen Fall unterlassen werden, weil sie zu einem starken Anstieg und damit einer verlängerten Persistenz schützender Antikörper („Booster-Reaktion") führt (*Abb. 4*).

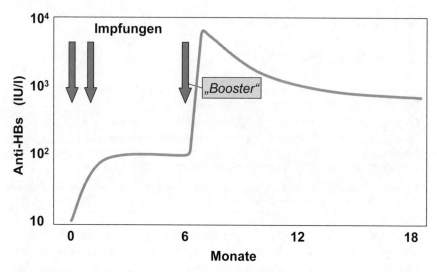

Abb. 4: Bedeutung der Boosterimpfung für die Grundimmunisierung am Beispiel der Hepatitis-B-Impfung: erst die frühestens nach sechs Monaten durchgeführte dritte Impfung führt zu einem massiven Antikörperanstieg, der den Langzeitschutz garantiert

Diese Standardschemata stellen einen Kompromiss dar, um möglichst vielen Individuen mit einem möglichst geringen Aufwand in angemessener Zeit einen Schutz zu vermitteln. Veränderungen sind unter bestimmten Umständen möglich, so z.B. bei Kleinkindern, bei denen die Grundimmunisierung gegen Tetanus und Diphtherie mit drei Impfungen in monatlichem Abstand und einer vierten Impfung nach ein bis eineinhalb Jahren durchgeführt wird, oder zur schnelleren Erreichung schützender Antikörpertiter etwa bei der FSME-Impfung durch Impfstoffgaben an den Tagen 0, 7 und 21 statt am Tag 0 und nach vier Wochen, wodurch die Schutzwirkung zwei bis vier Wochen früher eintritt.

Kleinere Abweichungen von diesem Schema sind im Allgemeinen belanglos. So beeinträchtigt im Rahmen der Grundimmunisierung gegen Tetanus, Diphtherie, Hepatitis A, Hepatitis B oder FSME die Verabreichung der zweiten Dosis erst nach sechs bis acht Wochen – statt nach zwei bis vier Wochen – die Ausbildung einer Immunität nicht. Auch die Verschiebung der so genannten

„Booster-Dosis", d.h., der „späten" Dosis nach sechs bis zwölf Monaten um ein halbes bis ein Jahr nach hinten wirkt sich nicht negativ auf die Langzeitimmunität aus; im Gegenteil hat sie meist einen stärkeren Titeranstieg zur Folge. Allerdings kann während des dann längeren Intervalls zwischen den ersten Impfungen und der Booster-Dosis die Schutzwirkung nachlassen. Das bedeutet aber für die Praxis, dass in den Fällen, in denen die Booster-Dosis nicht zum richtigen Zeitpunkt durchgeführt wurde, auch bei deutlich verspäteter Gabe *eine* Impfung ausreicht und auf keinen Fall eine Wiederholung des gesamten Grundimmunisierungszyklus notwendig ist!

Bestimmte zeitliche Abstände werden auch für Wiederimpfungen zur Aufrechterhaltung eines Langzeitschutzes empfohlen, so etwa zehn Jahre für die Tetanus- und Diphtherieimpfung, drei bis fünf Jahre für die FSME-Impfung. Auch hier ist beim Überschreiten dieses Zeitintervalls keine erneute Grundimmunisierung notwendig. Bei einer ausgedehnten Verlängerung des Impfintervalls über den empfohlenen Zeitpunkt hinaus ist zwar eine Immunität nicht mehr in allen Fällen gesichert, sie kann aber durch eine einzige Impfstoffdosis wieder hergestellt werden.

Diskussion des Fallbeispiels 4: Zu spät für die dritte Impfung?

Nur die ausstehende dritte Impfung wird durchgeführt. Der Impferfolg ist wahrscheinlich noch besser als nach der zeitgerechten Durchführung im Monat 6 nach Beginn der Impfserie. Einziger Nachteil der verspäteten dritten Impfung ist ein mögliches Nachlassen der Schutzwirkung in dem langen Intervall zwischen zweiter und dritter Impfstoffgabe. Der Boostereffekt der dritten Impfung führt aber zu einem raschen und ausgeprägten Anstieg der schützenden Antikörper.

7.2.2 Zeitabstände zwischen verschiedenen Impfungen

Fallbeispiele 5 a-c: Verschiedene Impfungen nacheinander – was ist möglich, was nicht?

a) Eine 27-Jährige, Mutter einer vierjährigen Tochter, hatte anamnestisch (auch nach Aussagen ihrer Mutter) keine Windpocken; eine von Ihnen veranlasste Bestimmung auf Antikörper gegen Varizella-Zoster-Virus verlief negativ. Da weiter Kinderwunsch besteht, möchte sich die Frau gegen Windpocken impfen lassen. Sie kommt zum vereinbarten Impftermin und erzählt Ihnen, sie sei vor acht Tagen wegen einer Knieverletzung nach einem Fahrradsturz aktiv gegen Tetanus und Diphtherie geimpft worden.

• Führen Sie die Varizellenimpfung (Lebendimpfung) durch?

b) Eine 24-jährige Frau kommt zur (geplanten) Rötelnimpfung, nachdem sich in einer Voruntersuchung herausgestellt hat, dass ihr Rötelntiter negativ ist. Sie erzählt Ihnen, dass sie vor zehn Tagen im Rahmen einer reisemedizinischen Beratung wegen einer bevorstehenden Urlaubsreise nach Kenia gegen Gelbfieber geimpft wurde.

• Kann die Rötelnimpfung durchgeführt werden?

c) Ein 17-jähriges Mädchen, das Sie gestern gegen Masern, Mumps und Röteln geimpft haben, ruft Sie heute etwas verunsichert an. Sie sei gestern nach dem Besuch bei Ihnen am Heimweg mit dem Fahrrad gestürzt und habe sich Prellungen am Knie und Schürfwunden an beiden Armen zugezogen. Sie sei von ihrer Mutter sofort ins Krankenhaus gefahren worden, und sei dort untersucht und gegen Tetanus geimpft worden. Weil sie ihren Impfpass nicht bei sich hatte und glaubte, die letzte Tetanusimpfung liege schon mehr als zehn Jahre zurück, habe sie eine aktive und passive Immunisierung gegen Tetanus erhalten. Sie macht sich jetzt Sorgen, ob nicht diese zweite Immunisierung innerhalb weniger Stunden (nach der Masern-Mumps-Röteln-Impfung) zu gesundheitlichen Schäden oder Reaktionen führen könne.

• Wie ist die kurze Aufeinanderfolge der durchgeführten Impfungen (aktiv-passive Simultanprophylaxe gegen Tetanus wenige Stunden nach Masern-Mumps-Röteln-Impfung) zu beurteilen? Können sich die beiden Impfungen bezüglich Verträglichkeit oder Wirksamkeit beeinflussen?

Nacheinander applizierte Impfstoffe können sich unter bestimmten Umständen gegenseitig beeinflussen. Daher ist von Fall zu Fall zu entscheiden, ob eine bestimmte zeitliche Abfolge verschiedener Impfungen möglich ist oder nicht.

Zwischen Totimpfstoffen und zwischen Tot- und Lebendimpfstoffen ist das Einhalten bestimmter Zeitabstände nicht erforderlich. Vorsicht ist dagegen geboten bei zeitlich versetzter Gabe von Lebendimpfstoffen. Die in Lebendimpfstoffen enthaltenen attenuierten Viren führen wie Wildviren zu einer Interferonproduktion in der infizierten Zelle. Das gebildete Interferon kann die Infektion andere Zellen erschweren oder unmöglich machen. Das bedeutet, dass nach Gabe eines (Virus-) Lebendimpfstoffs die attenuierten Viren eines zweiten Impfstoffs sich nicht mehr vermehren und damit keine Immunreaktion in Gang setzen können. Daher sollen virale Lebendimpfungen entweder gleichzeitig oder mit wenigstens vierwöchigem Abstand durchgeführt werden. Gleiches gilt auch für die BCG-Impfung.

Diskussion der Fallbeispiele 5: Verschiedene Impfungen nacheinander – was ist möglich, was nicht?

a) Die Varizellenimpfung (Lebendimpfung) kann durchgeführt werden. Die acht Tage vorher vorgenommene Totimpfung gegen Tetanus und Diphtherie ist kein Hinderungsgrund!

b) Hier ist eine Lebendimpfung (Gelbfieberimpfung) vorausgegangen. Durch die dadurch u.U. ausgelöste Interferonbildung kann der Erfolg einer nachfolgenden (Virus-)Lebendimpfung infrage gestellt sein. Mit der Rötelnimpfung sollte also gewartet werden! Der frühestens mögliche Impfzeitpunkt ist vier Wochen nach der Gelbfieberimpfung.

c) Die nur wenige Stunden nach der Masern-Mumps-Rötelnimpfung durchgeführte aktive Impfung gegen Tetanus hat keinerlei Einfluss auf die vorausgegangene Impfung. Ebenso wenig beeinflusst die Masern-Mumps-Rötelnimpfung die nachfolgende Tetanusimpfung. In diesem Fall ist aber auch eine passive Immunisierung mit Tetanusimmunglobulin erfolgt. Wie alle menschlichen Immunglobulinpräparate enthält das Tetanusimmunglobulin aber neben den Antitetanus-Antikörpern in hoher Konzentration auch noch alle anderen Antikörper, die ein gesunder junger Mensch besitzt, also auch Antikörper gegen Masern, Mumps und Röteln. Dadurch werden die unmittelbar vorher verabreichten Impfviren des Masern-Mumps-Röteln-Lebendimpfstoffes inaktiviert. Die vorausgegangene Lebendimpfung geht also mit Sicherheit nicht an und muss nachgeholt werden, frühestens drei Monate nach der Immunglobulingabe (s. nächstes Kapitel).

7.2.3 Immunglobulingabe vor bzw. nach Aktivimpfung

Standard- wie spezifische Immunglobulinpräparate enthalten das gesamte Antikörperspektrum eines gesunden erwachsenen Mitteleuropäers, also auch Antikörper gegen Masern, Mumps, Röteln oder Varizellen. Diese in allen humanen Immunglobulinpräparationen vorhandenen neutralisierenden Antikörper können das Angehen einer Lebendimpfung verhindern. Innerhalb von drei Monaten nach einer Immunglobulingabe dürfen deshalb keine Lebendimpfungen durchgeführt werden. Umgekehrt muss nach einer Lebendimpfung 14 Tage mit der Verabreichung von Immunglobulinen gewartet werden. Werden Immunglobuline früher gegeben – etwa weil eine Postexpositionsprophylaxe gegen Tetanus oder Tollwut notwendig ist – sollte die Impfung wiederholt werden.

7.3 Überprüfung der Immunität vor und nach Impfungen

7.3.1 Testung vor der Impfung

Eine Untersuchung auf eine bereits stattgehabte Infektion ist aus medizinischen Gründen nur in zwei Fällen notwendig. Vor einer *Tuberkuloseimpfung* muss bei allen Impflingen, die älter als sechs Wochen sind, eine Tuberkuloseinfektion ausgeschlossen werden. Die Impfung von Tb-Positiven kann zu schweren Lokalreaktionen bis hin zu Nekrosen an der Impfstelle führen. Vor einer *Tetanusimmunisierung* kann eine Bestimmung spezifischer Antikörper angezeigt sein, wenn der Verdacht auf eine „Überimpfung" besteht. Ausgeprägte Reaktionen nach einer vorangegangenen Tetanusimpfung sollten Anlass für eine derartige serologische Kontrolle vor einer aus zeitlichen Gründen notwendigen erneuten Impfung sein, da ein Zusammenhang zwischen dem Grad der lokalen Reaktion und dem Spiegel der zirkulierenden Antitoxoidantikörper besteht.

In allen anderen Fällen kann eine Impfung auch ohne Kenntnis der Immunitätslage durchgeführt werden. Insbesondere bei kostengünstigen Impfstoffen (z.B. Impfstoffe gegen Poliomyelitis, Tetanus, Diphtherie, Masern, Mumps und Röteln) ist eine Impfung in der Regel einfacher und billiger als eine vorhergehende Antikörperbestimmung. Andererseits kann bei teueren Impfstoffen, z.b. den Hepatitis-A- und B-Impfstoffen, aus Kostengründen eine Vortestung angezeigt sein bei all den Impflingen, bei denen der Verdacht auf eine bereits durchgemachte Infektion besteht.

7.3.2 Impferfolgskontrolle

Eine Impferfolgskontrolle durch Bestimmung spezifischer Antikörper nach abgeschlossener Grundimmunisierung oder Auffrischimpfung ist selten notwendig. Fast alle der bei uns eingesetzten Impfstoffe führen bei Kindern, Jugendlichen und jungen Erwachsenen in über 95 % zu einem ausreichenden Schutz. Eine Kontrolle ist aber immer dann angebracht, wenn eine gewisse Wahrscheinlichkeit besteht, dass es bei einem Impfling nicht zu einer ausreichenden Antikörperbildung gekommen ist – wegen eines Immundefekts, einer immunsuppressiven Therapie oder hohen Alters –, und wenn die fehlende Immunität zu Konsequenzen für den Impfling führen würde (etwa zu weiteren Impfungen, Durchführung anderer Schutzmaßnahmen oder einem Verbot, bestimmte, infektionsgefährdende Tätigkeiten durchzuführen). Bei normalen, gesunden Impflingen ist eine Impferfolgskontrolle nur in bestimmten Fällen nach der Impfung gegen Hepatitis B und der Rötelnimpfung empfohlen. So sollten alle im medizinischen Bereich Tätige über ihre Hepatitis-B-Immunität Bescheid wissen. Das ist einmal deswegen notwendig, weil bei einem Nichtangehen der Grundimmunisierung durch weitere Impfungen in etwa der Hälfte der Fälle doch noch eine Serokonversion zu erreichen ist, zum anderen, weil bei fehlender Immunität im Falle eines Erregerkontaktes, etwa durch Verletzung mit einer kontaminierten Kanüle, eine sofortige passive Immunisierung mit Hepatitis-B-Immunglobulin durchgeführt werden muss. Alle Frauen im gebärfähigen Alter müssen gegen Röteln geschützt sein. Nach Rötelnimpfung in dieser Altersgruppe sollte daher ebenfalls der Impferfolg kontrolliert und im negativen Fall nachgeimpft werden.

8 Wen darf ich impfen, wen nicht? Echte und falsche Kontraindikationen

Dieses Kapitel ist der Frage gewidmet, was bei der Impfung von Menschen mit bestimmten Risiken – Schwangerschaft, Immunsuppression, chronischen Krankheiten – zu beachten ist.

8.1 Impfungen in der Schwangerschaft

Fallbeispiele 6 a–c: Darf man Schwangere impfen?

a) Eine 25-jährige Frau sucht Sie auf wegen einer Schnittwunde, die sie sich mit einer Gartenschere zugefügt hat. Sie versorgen die Wunde und fragen die Patientin, wann sie zuletzt gegen Tetanus geimpft worden sei. Sie versichert glaubhaft, das letzte Mal im Alter von zehn bis elf Jahren geimpft worden zu sein. Seither seien keine Impfungen bei ihr mehr durchgeführt worden. Sie wollen eine Tetanusimpfung durchführen, die die Patientin aber ablehnt mit der Begründung, sie wisse seit 14 Tagen, dass sie schwanger sei.

- Darf die Patientin geimpft werden?

b) Eine 29-jährige Krankenschwester, im vierten Monat schwanger, wendet sich an Sie mit der Frage, ob die schon seit einiger Zeit fällige Auffrischimpfung gegen Hepatitis B (Grundimmunisierung liegt elf Jahre zurück, Antikörper wurden nie bestimmt) durchgeführt werden darf?

- Was raten Sie?

c) Eine 26-jährige möchte in 14 Tagen eine zweiwöchige Urlaubsreise nach Kenia antreten. Sie weiß seit einer Woche, dass sie schwanger ist, und fragt Sie, ob sie die ihr empfohlenen Impfungen gegen Hepatitis A, Poliomyelitis und Gelbfieber durchführen lassen soll.

- Wie ist Ihre Meinung dazu?

Aufgrund der zusätzlichen Stoffwechselbelastung der Schwangeren, der physiologischen Immundepression, aber auch aus psychologischen Gründen sollten in der Schwangerschaft alle nicht erforderlichen Eingriffe – darunter fallen

Tabelle 4: Impfungen in der Schwangerschaft

Impfstoff gegen	Impfung möglich
Lebendimpfstoffe	
Tuberkulose (BCG-Impfstoff)	nein
Masern	nein
Mumps	nein
Röteln	nein
Varizellen	nein
Gelbfieber	nein*
Typhus	nein*
Totimpfstoffe	
Tetanus	ja
Diphtherie	ja
Poliomyelitis	ja
Pertussis	ja(?)**
Haemophilus influenzae	nicht indiziert
Influenza	ja
Hepatitis A	ja
Hepatitis B	ja
Typhus	ja(?)**
Tollwut	ja
Pneumokokken	ja(?)**
Meningokokken	ja(?)**
Cholera	ja
humane Papillomviren	nein**
Japanische Enzephalitis	nein*

* bei unaufschiebbarem Aufenthalt in Infektionsgebieten zu erwägen
** hier liegen keine ausreichenden Erfahrungen vor

auch Impfungen – unterbleiben. Wenn auch noch nie kindliche Schäden nach Impfungen in der Schwangerschaft beobachtet wurden, so sind doch Lebendimpfstoffe in der Schwangerschaft kontraindiziert. Infolge der fehlenden Immunabwehr des Embryos bzw. Feten kann nicht ausgeschlossen werden, dass auch die geringe Restpathogenität eines attenuierten Lebendimpfstoffes zu kindlichen Schäden führt. Die Verwendung von Totimpfstoffen ist dagegen bei entsprechender Indikation möglich. Notwendige Impfungen etwa gegen Tetanus, Tollwut oder Influenza können – und sollen – auch in der Schwangerschaft durchgeführt werden! Welche Impfungen im Einzelnen in der Schwangerschaft durchgeführt werden dürfen und welche nicht zeigt *Tabelle 4.*

Diskussion der Fallbeispiele 6 a-c: Darf man Schwangere impfen?

a) Die Tetanusprophylaxe ist in diesem Fall sicherlich indiziert. Impfungen mit Totimpfstoffen sind in der Schwangerschaft möglich. Daher sollte die Impfung durchgeführt werden (wenn nicht sichergestellt werden kann, dass die junge Frau eine Grundimmunisierung gegen Tetanus erhalten hat, muss simultan auch noch Tetanusimmunglobulin gegeben werden!).

b) Eine Auffrischimpfung kann durchgeführt werden (Totimpfstoff), wenn für die Krankenschwester weiterhin ein Risiko besteht.

c) Nicht unbedingt notwendige Impfungen sollten gerade in der Frühschwangerschaft unterbleiben! Eine Impfung mit den Totimpfstoffen gegen Hepatitis A und Poliomyelitis sind aber aus medizinischer Sicht und bei entsprechender Indikation möglich, auf keinen Fall aber die Gelbfieberimpfung (Lebendimpfstoff). Man sollte der jungen Frau dringend von der Keniareise abraten, vor allem auch wegen der Unmöglichkeit, eine für Kenia essentielle Malariaprophylaxe durchzuführen.

8.2 Impfungen bei Immunsupprimierten

> **Fallbeispiele 7 a–c: Welche Impfungen sind bei Immunsupprimierten möglich?**
>
> a) Ein 37-jähriger Patient steht wegen eines Seminoms unter Chemotherapie. Er kommt zu Ihnen mit der Frage, ob er sich gegen Influenza impfen lassen könne.
>
> - Ist die Impfung indiziert? Führen Sie die Impfung gegebenenfalls durch?
>
> b) Ein 22-jähriger Student benötigt wegen einer 8-wöchigen Reise durch Zentralafrika eine Gelbfieberimpfung. Aus seiner Anamnese erfahren Sie, dass er Asthmatiker ist und hin und wieder kortikoidhaltige Sprays benutzt (etwa 2–3 × pro Monat).
>
> - Führen Sie die Gelbfieberimpfung (Lebendimpfung!) durch?
>
> c) Bei einem 26-jährigen, homosexuellen jungen Mann wird eine HIV-Infektion festgestellt. Er ist gegenwärtig gesund, die Lymphozyten liegen im unteren Normbereich, die Viruslast beträgt 2×10^2 Viruspartikel/ml. Bei der Erfassung seines Impfstatus stellt sich heraus, dass er nicht gegen Hepatitis B geimpft ist und keine Antikörper gegen Varizellen aufweist. Er betreut als Sportlehrer auch mehrere Kindergruppen und sollte daher auch einen Impfschutz vor Varizellen haben.
>
> - Können bei dem jungen Mann die Hepatitis-B- und die Varizellenimpfung durchgeführt werden?

Immunsupprimierte sind besonders anfällig gegenüber Infektionen, ein Impfschutz ist für sie also besonders wichtig. Andererseits sprechen sie schlechter auf Impfungen an, und nicht alle Impfungen dürfen bei ihnen durchgeführt werden. Wenn immer möglich sollten also Impfungen durchgeführt werden, bevor ein Immundefekt auftritt (also z.B. vor einer immunsuppressiven Therapie).

Bei Vorliegen eines primären (angeborenen) Immundefektes sind alle Lebendimpfungen kontraindiziert. Inaktivierte Impfstoffe können dagegen ohne Risiko verabreicht werden, sind allerdings häufig wirkungslos. Ein IgA- oder IgG-Subklassenmangel stellt dagegen keine Kontraindikation gegen Impfungen mit Tot- oder Lebendimpfstoffen dar.

Patienten, die zytostatisch oder immunsuppressiv behandelt werden, dürfen ebenfalls keine Lebendimpfstoffe erhalten. Totimpfstoffe sind zwar einsetzbar, führen aber bei Immunsupprimierten häufig zu einem eingeschränkten

Impferfolg. Serologische Kontrollen sind daher in diesen Fällen angezeigt. Mit einer Normalisierung der immunologischen Funktionen ist etwa sechs Monate nach Absetzen einer zytostatischen oder immunsuppressiven Therapie zu rechnen.

Eine länger als 14 Tage andauernde hoch dosierte Kortikosteroidtherapie ist ebenfalls immunsuppressiv. Lebendimpfstoffe sind daher kontraindiziert, Totimpfstoffe meist wirkungslos. Eine niedrig dosierte Therapie mit Kortikosteroiden (≤ 10 mg Prednisolonäquivalent/Tag bei Erwachsenen) sowie ihre topische oder inhalative Anwendung stellen dagegen kein Hindernis für die Durchführung von Impfungen mit Lebend- oder Totimpfstoffen dar.

HIV-Infizierte tragen ein hohes Risiko für viele impfpräventable Erkrankungen. Notwendige Impfungen sollten daher so früh wie möglich durchgeführt werden, solange die Immunfunktion noch relativ gut ist. Totimpfstoffe sind unbedenklich, ihre Wirkung ist abhängig vom individuellen Immunstatus. Lebendimpfungen können eingesetzt werden, solange noch eine ausreichende T-Zellfunktion vorhanden ist (für die Impfungen gegen Masern, Mumps und Röteln muss die Zahl der CD4-positiven-Lymphozyten über 200/µl, bei Kindern unter fünf Jahren über 500/µl liegen, für die Varizellenimpfung wird eine CD4-Lymphozytenzahl von wenigstens 25 % der Gesamtlymphozytenzahl gefordert). Einzig die BCG-Impfung ist bei allen HIV-Infizierten kontraindiziert.

Diskussion der Fallbeispiele 7 a-c: Welche Impfungen sind bei Immunsupprimierten möglich?

a) Die Influenzaimpfung ist für Menschen mit chronischen Grunderkrankungen indiziert, dazu gehören auch Menschen mit temporärer oder dauernder Immuninsuffizienz. Die Impfung sollte also durchgeführt werden, allerdings muss der Patient darüber aufgeklärt werden, dass sie aufgrund seiner immunsuppressiven Therapie möglicherweise nicht angeht. Eine Gefährdung besteht für ihn durch einen Totimpfstoff nicht.

b) Lebendimpfungen sind bei Menschen mit Immundefekten kontraindiziert. Eine inhalative Kortikoidtherapie spricht aber ebenso wenig wie eine topische Therapie gegen eine Lebendimpfung, weil es dadurch zu keiner Immunsuppression kommt.

c) HIV-Patienten mit Immunsuppression dürfen keine Lebendimpfungen erhalten, Totimpfstoffe sind u.U. wirkungslos. Der Patient in unserem Beispiel ist aber momentan noch immunkompetent, deshalb können beide Impfungen mit guter Aussicht auf Erfolg durchgeführt werden.

8.3 Impfungen bei chronischen Krankheiten

Bei Menschen mit chronischen Erkrankungen, wie chronischen Herz-Kreislauf- oder Lungenerkrankungen, chronischen Leber- und Nierenleiden, Diabetes mellitus und anderen Stoffwechselkrankheiten oder Autoimmunerkrankungen können *alle* Impfungen durchgeführt werden. Manche Impfungen sind bei diesen Personen sogar indiziert: So sollten alle Menschen mit chronischen Erkrankungen gegen Influenza und Pneumokokkeninfektionen geimpft werden, weil sie durch schwere Verläufe und Komplikationen dieser Krankheiten besonders gefährdet sind.

8.4 Falsche Kontraindikationen

Fallbeispiele 8 a-c: Impfen oder Nicht-Impfen?

a) Eine Mutter kommt mit ihrem 13 Monate alten Sohn zum vierten Impftermin (die ersten drei Termine wurden zeitgerecht wahrgenommen und der Kleine im Monat 3, 4 und 5 mit dem hexavalenten Impfstoff gegen Tetanus, Diphtherie, Pertussis, Poliomyelitis, Hämophilus influenzae Typ b und Hepatitis B sowie mit dem 7-valenten Pneumokokkenimpfstoff geimpft. Jetzt ist eine Auffrischimpfung mit dem hexavalenten Impfstoff und dem Pneumokokkenimpfstoff geplant. Da das Kind seit einigen Tagen „verschnupft" sei und gestern erhöhte Temperatur aufgewiesen habe (38,3 °C rektal) ist die Mutter im Zweifel, ob ihr Sohn geimpft werden soll.

- Führen Sie die geplanten Impfungen durch (die Körpertemperatur des Kindes liegt gegenwärtig bei 37,8 °C)?

b) Einen 17-Jährigen, den Sie wegen einer Sportverletzung behandeln, sprechen Sie auf die Hepatitis-B-Impfung an. Der junge Mann sagt Ihnen, er sei noch niemals geimpft worden, weil er als Kind Milchschorf hatte und jetzt unter einer Neurodermitis leide (die allerdings nur selten Symptome mache).

- Besteht eine Kontraindikation gegen die Hepatitis-B-Impfung?
- Sind andere Impfungen durchführbar?
- Sollten Impfungen nachgeholt werden?

c) Eine 27-jährige junge Frau erweist sich bei einer Kontrolluntersuchung als negativ für Rötelnantikörper. Da Kinderwunsch besteht, ist prinzipiell eine Rötelnimpfung indiziert; bei der Patientin ist aber seit zwei Jahren eine (momentan klinisch kaum manifeste) Multiple Sklerose bekannt.

- Kann eine Rötelnimpfung durchgeführt werden?

Häufig werden Impfungen nicht durchgeführt, weil bestimmte Umstände irrtümlich als Kontraindikationen gesehen werden. Darunter sind nicht selten Erkrankungen, die Kontraindikationen für die alte Pockenschutzimpfung waren, die aber für unsere heutigen Impfungen nicht mehr gelten. Zu diesen falschen Kontraindikationen gehören banale Infekte mit Temperaturen bis 38,5 °C, Fieberkrämpfe in der Anamnese, Ekzeme und andere Dermatosen, die oben erwähnten chronischen Krankheiten sowie nicht progrediente Krankheiten des ZNS.

Bei Kindern mit Krampfneigung sollte eine prophylaktische Gabe von Antipyretika erwogen werden, weil bei ihnen eine fieberhafte Impfreaktion einen Krampfanfall provozieren kann. Ein entsprechendes Medikament (als Zäpfchen oder Saft) sollte bei einer Impfung mit Totimpfstoffen zum Zeitpunkt der Impfung sowie vier und acht Stunden später, nach der Masern-Mumps-Rötelnimpfung zwischen dem siebten und zwölften Tag nach der Impfung im Fall einer Temperaturerhöhung gegeben werden.

Kinder mit Neurodermitis können – und sollen – alle notwendigen Impfungen erhalten. Die frühe Manifestation als Milchschorf war zwar eine absolute Kontraindikation für die Pockenschutzimpfung, alle heute zugelassenen Impfstoffe können aber ohne jede Einschränkung verabreicht werden.

Auch eine Multiple Sklerose stellt keine Kontraindikation gegen indizierte Impfungen dar. Es ist zwar nicht ausgeschlossen, dass eine Impfung wie andere Reize auch einen Schub einer Multiplen Sklerose auslösen kann, in einer Reihe von Studien konnte nach Impfungen bei Patienten mit Multipler Sklerose aber weder vermehrt das Auftreten von Schüben noch von einer Verschlechterung der Erkrankung beobachtet werden.

Diskussion der Fallbeispiele 8 a-c: Impfen oder Nicht-Impfen?

a) Banale Infekte mit Temperaturen < 38,5 °C sind kein Hinderungsgrund für Impfungen – das Kind kann also geimpft werden. Natürlich spricht nichts dagegen, die Impfung noch ein paar Tage aufzuschieben, wenn die Mutter sehr beunruhigt ist, soweit sichergestellt ist, dass sie auch wieder kommt.

b) Ein Milchschorf bzw. eine Neurodermitis ist keine Kontraindikation gegen Impfungen, also auch nicht gegen die Hepatitis-B-Impfung. Bei dem jungen Mann sollten neben der Hepatitis-B-Impfung alle notwendigen Impfungen nachgeholt werden, also die Impfungen gegen Tetanus, Diphtherie, Poliomyelitis, Pertussis, Masern, Mumps und Röteln und gegebenenfalls auch die Varizellenimpfung.

c) Die Rötelnimpfung kann und sollte durchgeführt werden. Über das theoretische Risiko der Auslösung eines akuten Schubes sollte die Patientin aber aufgeklärt werden.

8.5 Absolute Kontraindikationen

Grundsätzlich nicht geimpft werden sollten Menschen mit akuten hochfieberhaften Infekten, während der Rekonvaleszenz nach schweren Erkrankungen, bei Vorliegen von Allergien gegen Impfstoffbestandteile sowie bei Impfkomplikationen nach früherer Gabe des entsprechenden Impfstoffs. Spezielle Kontraindikationen gegen die meisten Lebendimpfstoffe sind wie oben ausgeführt Schwangerschaft und hochgradige Immunsuppression.

9 Womit muss ich nach einer Impfung rechnen? Nebenwirkungen und Komplikationen

Die heute in Deutschland eingesetzten und zugelassenen Impfstoffe sind im Allgemeinen gut verträglich. Wie alle Arzneimittel können aber auch Impfungen zu bestimmten, in aller Regel harmlosen Nebenwirkungen führen. Dabei handelt es sich um individuell unterschiedlich ausgeprägte Reaktionen, die Ausdruck der normalen Auseinandersetzung des Organismus mit dem Impfstoff sind. Sie werden vom Impfling in aller Regel gut toleriert und behindern ihn nicht in der Ausübung seiner gewohnten Tätigkeiten. Davon abzugrenzen sind Komplikationen, die in Art und Intensität deutlich über die „normalen" Reaktionen hinausgehen, wie etwa eine ausgeprägte anaphylaktische Reaktion.

Fallbeispiele 9 a–d: Impfkomplikation oder nicht?

a) Sie impfen ein 5-jähriges Mädchen gegen Tetanus, Diphtherie und Pertussis. Am nächsten Morgen ruft Sie die Mutter des Kindes an, ihre Tochter habe bereits einige Stunden nach der Impfung über Schmerzen im linken, geimpften Arm geklagt, habe am Abend leichtes Fieber (38,1 °C) gehabt und schlecht geschlafen; sie sei immer wieder aufgewacht, weil „es im Arm drückt". Sie bestellen Mutter und Kind in die Praxis. Bei der Inspektion des Injektionsortes stellen Sie eine geringgradige Schwellung und eine ca. fünfmarkstückgroße Rötung fest. Die Impfstelle ist leicht druckschmerzhaft, aber nicht wärmer als die Umgebung. Der Arm ist frei beweglich, allerdings gibt die Kleine bei Bewegung wieder einen Druck im Oberarm an, der in den Ellenbogen ausstrahle.

• Was tun Sie? Was sagen Sie der Mutter?

b) Eine Kinderkrankenschwester, deren 13 Monate alten Sohn Sie vor neun Tagen gegen Masern, Mumps und Röteln geimpft haben, ruft Sie aufgeregt an. Die Impfung sei wohl nicht angegangen, denn das Kind sei seit einigen Tagen recht unruhig, habe seit gestern leichtes Fieber (38,4 °C) und zeige nun vereinzelt rote Flecken im Gesicht; sie sei sicher, ihr Sohn habe die Masern.

• Teilen Sie diese Meinung?

---

c) Ein 61-jähriger Mann entwickelt fünf Tage nach einer Influenzaimpfung eine progrediente Schwäche beider Beine. Bei der neurologischen Untersuchung wird eine deutliche Reflexabschwächung festgestellt und der Verdacht auf ein Guillain-Barré-Syndrom geäußert.

- Ist ein Zusammenhang mit der Impfung denkbar?

d) Ein Ehepaar kommt im Januar zu Ihnen, um sich erstmals gegen FSME impfen zu lassen. Vierzehn Tage nach der ersten Impfung ruft Sie der Ehemann ziemlich erbost an, um den vereinbarten zweiten Impftermin (nach vier Wochen) abzusagen; sie hätten beide die Impfung so schlecht vertragen, dass sie sich nicht noch einmal impfen lassen wollten. Auf Ihre Nachfrage erzählt er Ihnen, bereits zwei Stunden nach der Impfung habe er abrupt heftige Kopfschmerzen bekommen und sich ausgesprochen schlecht gefühlt; Schüttelfrost habe eingesetzt und am Abend habe er eine Temperatur von 39,7 °C gemessen. Am nächsten Tag seien Halsschmerzen, ein leichter Schnupfen und Husten dazugekommen. Er war nicht in der Lage zu arbeiten und musste vier Tage im Bett bleiben. Zwei Tage nach der Impfung seien bei seiner Frau ganz ähnliche Symptome aufgetreten, wenn auch nicht so schwer wie bei ihm.

- Was ist die wahrscheinlichste Erklärung für diese beiden Erkrankungen?

9.1 Die „normale" Impfreaktion

Stärke und Häufigkeit einer Impfreaktion variieren in Abhängigkeit von Impfstoff und Individuum. An der Impfstelle kann es zu Rötung, Schwellung und leichten Schmerzen kommen, systemisch können leichte bis mäßige Temperaturerhöhung, grippeähnliche Symptome (Frösteln, Kopf- und Gliederschmerzen, Müdigkeit, Kreislaufbeschwerden) oder Magen-Darm-Beschwerden (Appetitlosigkeit, Übelkeit, Erbrechen, Durchfall) auftreten. Vor allem die letztgenannten, wenig objektivierbaren Symptome werden sehr unterschiedlich empfunden. Es empfiehlt sich daher, ängstliche Menschen über die Harmlosigkeit dieser Nebenwirkungen aufzuklären. Speziell bei der Beurteilung systemischer Nebenwirkungen sollte man berücksichtigen, dass manche Menschen sich nach einer Impfung besonders kritisch beobachten. Übliche Befindlichkeitsstörungen wie Kopfschmerzen, Müdigkeit oder Appetitlosigkeit werden dann als impfbedingt registriert und mitgeteilt, die ohne vorausgegangene Impfung überhaupt nicht wahrgenommen worden wären. Dieses Phänomen wird in Doppelblindstudien besonders deutlich, wie die *Tabelle 5* zeigt.

Tabelle 5: Doppelblindstudie mit Influenzaimpfstoff: von den Probanden der Impfstoff- und der Plazebogruppe angegebene Nebenwirkungen

Nebenwirkung	Impfstoffgruppe (%)	Plazebogruppe (%)
Fieber	6,2	6,1
Müdigkeit	18,9	19,4
Wetterfühligkeit	16,0	17,5
Muskel- und Gelenkbeschwerden	6,2	5,7
Kopfschmerzen	10,8	14,4
Schmerzen an der Impfstelle	63,8	24,1

Quelle: Nichol et al, The effectiveness of vaccination against influenza in healthy, working adults. N Engl J Med 1995; 333: 889–893

Eine spezifische Nebenwirkung von Lebendimpfstoffen ist die so genannte Impfkrankheit. Dabei kommt es nach etwa sieben bis zwölf Tagen zu flüchtigen, wenig ausgeprägten Erscheinungen, wie sie die Krankheit verursacht, gegen die sich der Impfstoff richtet. Dieses in 5–10 % der Impflinge auftretende Phänomen ist Ausdruck einer gewissen Restpathogenität des Impferregers, die für immunologisch Gesunde völlig harmlos ist. Sie kann jedoch Immunsupprimierten gefährlich werden, weshalb Menschen mit Immundefekten in der Regel keine Lebendimpfstoffe erhalten dürfen (s.o.).

9.2 Impfkomplikationen

Neben diesen Impfreaktionen, mit denen man in einem kleinen Prozentsatz von Impflingen rechnen muss, können Impfungen in sehr seltenen Fällen auch darüber hinausgehende Krankheitserscheinungen auslösen, die als Komplikationen zu werten sind und laut Infektionsschutzgesetz dem zuständigen Gesundheitsamt gemeldet werden müssen. Dazu gehören allergische Erscheinungen, die meist auf im Impfstoff enthaltene Begleitstoffe zurückzuführen sind wie Hühnereiweiß im Gelbfieber- und Influenzaimpfstoff, Thiomersal (eine organische Quecksilberverbindung, die als Konservierungsmittel manchen Impfstoffen beigegeben ist) oder Spuren von Antibiotika in Masern-Mumps-Röteln-, oder Varizellenimpfstoffen *(Tab. 6). Deshalb muss jeder Impfling vor der Impfung nach vorbestehenden Allergien befragt werden!*

Tabelle 6: In Impfstoffen enthaltene Begleitstoffe, die zu Überempfindlichkeitsreaktionen führen können

Begleitstoff	enthalten in Impfstoff gegen
Hühnereiweiß	Gelbfieber, Influenza, (Masern, Mumps, Tollwut, Frühsommer-Meningoenzephalitis)*
Antibiotika (Gentamycin, Neomycin, Framycetin, Polymyxin, Tetracycline)	Masern, Mumps, Röteln, Frühsommer-Meningoenzephalitis, Influenza, Tollwut
organische Quecksilberverbindungen (Merthiolat, Natriumtimerfonat)	Diphtherie, Influenza (einzelne Impfstoffe)
Polygelin, Gelatine	Tollwut, Masern-Mumps-Röteln,
Phenol	Pneumokokken (23valenter Impfstoff), Typhus (Totimpfstoff)

* nur Spuren von Hühnereiweiß vorhanden; Berichte über allergische Reaktionen nach Verabreichung dieser Impfstoffe liegen nicht vor

Gesicherte Komplikationen nicht-allergischer Natur sind Neuritiden nach Impfung gegen Tetanus, Diphtherie und FSME, so genannte hypoton-hyporesponsive Episoden nach Pertussisimpfung (ein leichter schockähnlicher Zustand mit Blässe, Muskelschlaffheit und verminderter Ansprechbarkeit, der meist nach kurzer Zeit folgenlos abklingt), eine Vaskulitis nach Influenzaimpfung, eine vorübergehende Thrombopenie nach Impfung gegen Masern, Mumps und Röteln, Arthritiden nach Rötelnimpfung und ein Guillain-Barré-Syndrom nach Influenzaimpfung. Mit Ausnahme der Arthritiden nach Rötelnimpfung sind alle diese Komplikationen extrem selten und werden nur in Einzelfällen beobachtet; die Häufigkeit eines Guillain-Barré-Syndroms nach Influenzaimpfung beträgt etwa 1 : 900 000!

> **Diskussion der Fallbeispiele 9 a-d: Impfkomplikation oder nicht?**
>
> a) Eine „klassische" Impfreaktion, die nicht über das Normale hinausgeht und kein weiteres Eingreifen erfordert, außer die Mutter zu beruhigen.

b) Wenn der Kleine bereits wenigstens drei Tage vor der Impfung infiziert wurde, könnte er tatsächlich auch trotz Impfung die Masern bekommen. Wahrscheinlicher aber ist, dass es sich in unserem Fall um Impfmasern handelt, die normalerweise in 5–10 % der geimpften Kinder auftauchen.

c) Ein Guillain-Barré-Syndrom kommt in einer Frequenz von 1: 900 000 nach Influenzaimpfung vor. Wegen des engen zeitlichen Zusammenhangs ist im vorliegenden Fall ein impfinduziertes Geschehen nicht auszuschließen (wenn auch nicht zu beweisen). Ein derartiges Vorkommnis muss als Verdacht auf eine über das normale Maß überschreitende Impfreaktion dem zuständigen Gesundheitsamt gemeldet werden!

d) In diesem Fall haben die aufgetretenen Erscheinungen mit Sicherheit nichts mit der Impfung zu tun. Kopfschmerzen und Fieber können zwar Impffolgen sein, aber Halsschmerzen, Schnupfen und Husten sind keine typischen impfbedingten Symptome. Die Tatsache, dass die Ehefrau mit zwei Tagen Verzögerung die gleichen Symptome ausbildete (was für den Laien der Beweis für die Impfung als auslösender Faktor ist), spricht ebenfalls eher gegen einen Zusammenhang mit der Impfung und für einen zu dieser Jahreszeit häufigen Virusinfekt.

10 Wen soll ich impfen? Impfindikationen – die Empfehlungen der STIKO

Impfungen werden nach ihren Indikationsbereichen in Standardimpfungen und Indikationsimpfungen eingeteilt. Standardimpfungen richten sich gegen Infektionen, vor denen jeder in Deutschland bzw. Mitteleuropa lebende Mensch geschützt sein sollte. Indikationsimpfungen sind Impfungen für Angehörige bestimmter Berufsgruppen, für Patienten mit bestimmten Grunderkrankungen oder für Menschen unter bestimmten Lebensumständen (Kinderwunsch, besondere Freizeitaktivitäten, spezielle regionale Infektionsgefährdung z.B. durch FSME, Homosexualität). Zu den Indikationsimpfungen zählen auch die Reiseimpfungen. Impfempfehlungen und Impfpläne werden in Deutschland von der Ständigen Impfkommission (STIKO) am Robert Koch-Institut erstellt. Die STIKO ist ein Gremium von Impfexperten, das vom Gesundheitsministerium berufen wird und einmal im Jahr überarbeitete Impfempfehlungen herausgibt.

Diese so genannten „STIKO-Empfehlungen" sind primär an die Länder gerichtet, die sie umsetzen müssen. Darüber hinaus stellen sie aber Leitlinien dar, an denen sich alle impfenden Ärzte orientieren sollten.

11 Standardimpfungen

11.1 Standardimpfungen für Kinder und Jugendliche

Fallbeispiele 9 a-c: Wogegen werden unsere Kinder und Jugendlichen geimpft?

a) Sie erinnern sich noch an unsere impfkritische schwangere Psychologin vom Anfang unseres Kurses? Sie konnten Sie offensichtlich von der Wichtigkeit von Impfungen überzeugen, denn sie ist nun entschlossen, ihren Sohn (das weiß sie inzwischen), der in vier Wochen zur Welt kommen wird, impfen zu lassen. Nun möchte Sie von Ihnen wissen, wogegen Sie ihr Kind denn nun impfen lassen soll.

• Wogegen sollen nach den Empfehlungen der STIKO alle unsere Kinder in den ersten beiden Lebensjahren geimpft werden?

b) Sie machen einen Hausbesuch bei einem 15-jährigen Mädchen, das mit einem schweren fieberhaften Infekt im Bett liegt. Seit zwei Tagen hat die junge Dame heftige Hals- und Kopfschmerzen und Fieber bis 40,5 °C. Sie stellen eine ausgeprägte Tonsillitis und Lymphknotenschwellungen submandibulär, axillär und inguinal fest; pulmonale Auffälligkeiten bestehen keine. Die Anamnese ist unergiebig, es gibt oder gab in der letzten Zeit keine ähnlichen Erkrankungen in ihrem Umfeld. Ein Blick in ihren Impfpass zeigt Ihnen, dass sie mit 3, 4, 5 und 15 Monaten gegen Tetanus, Diphtherie, Pertussis und Hib geimpft wurde. Polio-Lebendimpfstoff bekam sie mit 3, 5 und 15 Monaten, mit 15 Monaten auch noch eine MMR-Impfung. Im Alter von sechs Jahren erfolgte eine Auffrischimpfung mit TD; weitere Impfungen hat sie seitdem nicht mehr erhalten.

Sie diagnostizieren ein Pfeiffersches Drüsenfieber und behandeln die junge Dame symptomatisch. Sie legen ihr aber noch nahe, nach Abklingen der Beschwerden zu Ihnen in die Praxis zur Durchführung der jetzt wieder notwendigen Impfungen zu kommen.

Das tut sie auch, inzwischen wieder völlig gesund, nach 14 Tagen.

• Welche Impfungen führen Sie durch?

c) Ein 16-jähriger Schüler zieht sich beim Werkunterricht mit einem Schnitzmesser eine tiefe Schnittwunde am linken Daumenballen zu und wird vom Werklehrer zu Ihnen in die Praxis gebracht. Sie versorgen zunächst die Wunde, nun stellt sich die Frage nach der Tetanusprophylaxe. An Impfungen kann sich der junge Mann nicht erinnern. Er ruft seine Mutter an, die ihn ohnehin abholen soll, und bittet sie, falls es von ihm Impfdokumente gäbe, die doch mitzubringen. Die Mutter kommt nach einer Stunde und bringt tatsächlich seinen Impfpass mit. Danach hat er im Alter von 2, 3 und 16 Monaten TD und die orale Polioimpfung bekommen, mit 16 Monaten auch noch MMR. Weitere Impfungen sind im Impfpass nicht aufgeführt.

• Welche Impfungen sind fällig?

Die von der STIKO empfohlenen Impfungen für Säuglinge und Kleinkinder sind seit Juli 2006 die Impfungen gegen Tetanus, Diphtherie, Pertussis, Haemophilus influenzae Typ b Infektionen, Poliomyelitis, Hepatitis B, Pneumokokken, Meningokokken Typ C, Masern, Mumps, Röteln und Varizellen. Alle Impfungen sollten innerhalb der ersten beiden Lebensjahre durchgeführt werden. Die vorgesehenen Impftermine sind soweit wie möglich identisch mit den Terminen für die pädiatrischen Vorsorgeuntersuchungen U4–U7 *(Tab. 7)*. Damit soll die Belastung von Mutter und Kind möglichst gering gehalten und gleichzeitig auch die Impfcompliance verbessert werden. Um die Zahl der Injektionen der in ihrer Mehrzahl viermal applizierten Impfstoffe erträglich zu halten, sollten möglichst Kombinationsimpfstoffe verwendet werden *(Tab. 8)*. Als empfehlenswertes Vorgehen hat sich die Verwendung der 6-fach-Kombination im Alter von 2, 3, 4 und 11–14 Monaten zusammen mit der Pneumokokkenimpfung herausgestellt.

Im Rahmen der Schuleingangsuntersuchung – im Alter von fünf bis sechs Jahren – werden alle Kinder noch einmal gegen Tetanus, Diphtherie und Pertussis geimpft.

Jugendliche erhalten ca. zehn Jahre später eine Auffrischimpfung gegen Tetanus, Diphtherie, Poliomyelitis und Pertussis. Seit 2007 wird für alle Mädchen im Alter von 12–17 Jahren – nach Möglichkeit vor dem ersten Geschlechtsverkehr – die Impfung gegen Papillomviren (Typ 16 und 18) empfohlen. Bei allen Jugendlichen sollten mit Ausnahme der Impfung gegen Haemophilus

Tabelle 7: Standardimpfungen für Kinder und Jugendliche in Deutschland (STIKO 2008)

Impftermin/ Alter	Impfstoffe						
2 Monate	DTaP	Hib	IPV	HB		Pneu	
3 Monate	DTaP	Hib	IPV	HB		Pneu	
4 Monate	DTaP	Hib	IPV	HB		Pneu	
11–14 Monate	DTaP	Hib	IPV	HB		Pneu	MMR V
15–23 Monate						Men	MMR V
5–6 Jahre	TdaP						
9–17 Jahre	TdaP		IPV	3xHB*	3xHPV**		MMR* 2xV*

* wenn nicht als Säugling bzw. Kleinkind geimpft
** alle Mädchen zwischen 12 und 17 Jahren
Impfstoffkürzel: T; Tetanus; D: Diphtherie (hohe Dosierung); d: Diphtherie (niedrige Dosierung für alle Personen, die älter als 4 Jahre sind); aP: Pertussis, azelluläre Vakzine; Hib: Haemophilus influenzae Typ b; IPV: inaktivierte Poliovakzine (Poliototimpfstoff); HB: Hepatitis B; MMR: Masern, Mumps, Röteln; V: Varizellen; Pneu: Pneumokokken; Men: Meningokokken; HPV: humane Papillomviren

Tabelle 8: Kombinationsimpfstoffe

für Kinder:
Impfstoffe gegen
Diphtherie – Tetanus – Pertussis (DTaP)
Diphtherie – Tetanus – Pertussis – Poliomyelitis – Haemophilus infl.
Diphtherie – Tetanus – Pertussis – Poliomyelitis – Haemophilus infl. – Hepatitis B
Masern – Mumps – Röteln
Masern – Mumps – Röteln – Varizellen
für Jugendliche und Erwachsene:
Impfstoffe gegen
Tetanus – Diphtherie
Tetanus – Diphtherie – Poliomyelitis
Tetanus – Diphtherie – Pertussis (TdaP)*
Tetanus – Diphtherie – Poliomyelitis – Pertussis

Anwendbar ab dem vollendeten 4. Lebensjahr

influenzae die in der Kindheit nicht durchgeführten Impfungen nachgeholt werden. Insbesondere gilt das für die zweite Impfung gegen Masern, Mumps und Röteln, die Impfung gegen Varizellen und die Hepatitis-B-Impfung.

Diskussion der Fallbeispiele 9 a-c: Wogegen werden unsere Kinder und Jugendlichen geimpft?

a) Alle Kinder sollten gegen Tetanus, Diphtherie, Pertussis, Poliomyelitis, Haemophilus influenzae Typ B, Hepatitis B, Pneumokokken, Meningokokken C, Masern, Mumps, Röteln und Varizellen geimpft werden *(vgl. Tab. 10)*.

b) Folgende Impfungen sollte die junge Dame erhalten: Auffrischimpfung gegen Tetanus und Diphtherie, verbunden mit einer Polio- und Pertussisimpfung (TdaP-IPV-Kombination), 2. MMR-Impfung, Hepatitis-B-Grundimmunisierung (drei Injektionen), HPV-Grundimmunisierung (drei Injektionen); wenn sie noch keine Windpocken hatte, die Varizellenimpfung.

c) Fällig sind TdaP-IPV, 2. MMR-Impfung, Hepatitis-B-Grundimmunisierung (drei Injektionen); wenn er noch keine Windpocken hatte, die Varizellenimpfung.

11.2 Standardimpfungen für Erwachsene

Fallbeispiel 10: Auch Erwachsene brauchen Impfungen!

Ein 61-jähriger, etwas übergewichtiger Rechtsanwalt ist seit einem halben Jahr wegen eines Hypertonus und eines Typ-II-Diabetes in Ihrer Behandlung. Weil die Grippesaison naht, sprechen Sie ihn bei einem Besuch auf Impfungen an. Er kann sich nicht erinnern, in den letzten 20 Jahren geimpft worden zu sein, glaubt aber, einen Impfausweis noch aus seiner Kindheit zu haben. Er bringt ihn bei seinem nächsten Besuch mit. Daraus geht hervor, dass er als Kleinkind gegen Pocken und dreimal gegen Diphtherie geimpft worden war; mit zwölf wurde eine zweite Pockenimpfung durchgeführt, und im Alter von 22 Jahren erfolgte eine dreimalige Tetanusimpfung.

• Welche Impfungen sollte Ihr Patient jetzt bekommen?

Der Glaube, dass Impfungen nur für Kinder da seien, ist leider weit verbreitet. Deshalb gibt es bei Erwachsenen die größten Impflücken, denn selbstverständlich brauchen auch Erwachsene einen guten Impfschutz.

Alle Erwachsenen sollten in 10-Jahres-Abständen eine Auffrischimpfung gegen Tetanus und Diphtherie erhalten. Ab dem 61. Lebensjahr ist eine Impfung gegen Pneumokokken sowie jährlich zu Beginn der Influenzasaison (Oktober bis November) eine Impfung gegen Influenza mit dem jeweils aktuellen Impfstoff angezeigt.

Diskussion des Fallbeispiels 10: Auch Erwachsene brauchen Impfungen!

Der Patient sollte die Kombinationsimpfung Tetanus-Diphtherie bekommen (und auf die nächste Wiederimpfung in zehn Jahren hingewiesen werden), den 23valenten Pneumokokkenimpfstoff erhalten und zu Beginn der Grippesaison gegen Influenza geimpft werden.

---

12 Indikationsimpfungen

Fallbeispiel 11: „Maßgeschneiderte" Impfungen

- Welche Impfungen sind bei den folgenden Personen neben den Standardimpfungen angezeigt?

a) 19-jährige angehende Kinderkrankenschwester.

b) 45-jähriger Landwirt.

c) 55-jährige Hausfrau mit derzeit kompensierter Leberzirrhose auf dem Boden einer chronischen Hepatitis C.

d) 29-jährige junge Frau mit Kinderwunsch.

12.1 Impfungen für Angehörige bestimmter Berufsgruppen

Die höchste beruflich bedingte Infektionsgefahr besteht für medizinisches Personal. Für alle mit Patienten oder Patientenmaterial in Kontakt kommenden Personen ist ein Schutz vor Hepatitis B essentiell. Patientenkontakt ist auch eine

Indikation für eine Impfung gegen Influenza. Spezifische Indikationsimpfungen für medizinisches Personal in der Pädiatrie sind die Impfungen gegen Hepatitis A und Varizellen, neben den Impfungen gegen Masern, Mumps und Röteln. Der regelmäßige Umgang mit Neugeborenen und Säuglingen erfordert eine Immunität gegenüber Pertussis, in erster Linie um die Übertragung von Pertussiserregern auf Neugeborene und Säuglinge zu verhindern, die an Pertussis lebensgefährlich erkranken können. Der Impfschutz muss alle zehn Jahre durch eine Auffrischimpfung erneuert werden. Auch eine Impfung gegen Poliomyelitis ist zumindest für einige Gruppen des medizinischen Personals notwendig. Die letzte Impfung gegen Poliomyelitis findet nach den Impfempfehlungen der STIKO im Jugendlichenalter statt (s.o.). Die Impfung gegen Poliomyelitis sollten aber alle Menschen in 10-Jahres-Intervallen auffrischen, die im medizinischen Bereich arbeiten und besonders gefährdet sind, in erster Linie Mitarbeiter in der Pädiatrie, Infektionsmedizin, Intensivmedizin und Neurologie.

Für alle, die beruflich mit Säuglingen und Kleinkindern zu tun haben, z.B. in Kinderkrippen oder -gärten, ist neben dem durch die Standardimpfungen vermittelten Schutz ein Schutz vor Hepatitis A, aber auch vor Influenza angezeigt.

Kanalisations- und Klärwerksarbeiterarbeiter sollten wegen ihres ständigen Kontaktes mit Fäkalien gegen die fäkal-oral übertragene Hepatitis A geimpft werden. Tierärzte und andere mit Wildtieren in Kontakt kommende Angehörige bestimmter Berufsgruppen (Landwirte, Forstbeamte, Waldarbeiter) benötigen einen Schutz vor Tollwut, soweit sie in tollwutgefährdeten Gebieten tätig sind. Landwirte, Forstbeamte und Waldarbeitern, die in Gegenden leben und arbeiten, in denen die Frühsommer-Meningoenzephalitis endemisch ist, sollten auch gegen diese Erkrankung geimpft werden.

Eine Zusammenstellung aller berufsbedingten Impfungen findet sich in *Tabelle 9*. Das genaue Vorgehen bei Infektionsgefährdung am Arbeitsplatz ist in der Biostoffverordnung niedergelegt, in der auch eine für den Arbeitgeber verpflichtende Impfempfehlung ausgesprochen wird („Beschäftigten, die biologischen Arbeitsstoffen ausgesetzt sein können, ist eine Impfung anzubieten, wenn ein wirksamer Impfstoff zur Verfügung steht.").

Tabelle 9: Indikationsimpfungen für bestimmte Berufsgruppen

Berufsgruppe	Impfung gegen
Medizinisches Personal	Hepatitis B
	Influenza
	Poliomyelitis
• zusätzlich bei Tätigkeit i.d. Pädiatrie	Hepatitis A
	Pertussis
• bei fehlender Immunität (Seronegativität)	Masern
	Mumps
	Röteln
	Varizellen
• zusätzlich bei Tätigkeit in Stuhllabors	Hepatitis A
• zusätzlich bei Tätigkeit in Gynäkologie/Geburtshilfe	Varizellen
	Pertussis
• zusätzlich bei Tätigkeit in Onkologie, Intensivmedizin, bei Betreuung von Immundefizienten bei fehlender Immunität	Varizellen
Personal in Kinderkrippen, Kindergärten, Kinderheimen	Hepatitis A
	Influenza
• bei fehlender Immunität (Seronegativität)	Masern
	Mumps
	Varizellen
Kanalisations- und Klärwerksarbeiter	Hepatitis A
Tierärzte, Landwirte, Forstbeamte, Waldarbeiter mit Tollwutrisiko (Kontakt mit Wildtieren)	Tollwut
Landwirte, Forstbeamte, Waldarbeiter in FSME-gefährdeten Gebieten	FSME

12.2 Impfungen bei bestimmten Grunderkrankungen

Betroffen sind hier Menschen mit schweren chronischen Erkrankungen, wie chronischen Herz-Kreislauf- oder Lungenerkrankungen, chronischen Leber- und Nierenleiden, Diabetes mellitus und anderen Stoffwechselkrankheiten oder Immundefizienz. Sie sollten gegen Influenza und Pneumokokken geimpft werden, weil Influenza- wie Pneumokokken-Infektionen bei ihnen häufig sehr schwer und nicht selten tödlich verlaufen. Für Patienten mit einer chronischen Lebererkrankung ohne Immunität gegen Hepatitis A oder B ist eine Hepatitis-A- und B-Impfung indiziert; beide Infektionen verlaufen bei Menschen mit vorgeschädigter Leber schwerer.

Splenektomierte Patienten oder Menschen mit insuffizienter Milzfunktion („funktionelle Asplenie") haben Schwierigkeiten in der Abwehr von bekapselten Bakterien wie Pneumokokken, Meningokokken oder Hämophilus influenzae Typ b. Infektionen mit diesen Erregern können bei ihnen einen schweren septischen Zustand hervorrufen, das OPSI-Syndrom („overwhelming postsplenectomy-infection-syndrom"). Daher sollten Patienten nach Splenektomie oder mit eingeschränkter Milzfunktion als Folge von Autoimmunkrankheiten (primäre biliäre Zirrhose, systemischer Lupus erythematodes, primär chronische Polyarthritis), hämatologischen Erkrankungen (Thrombozythämie, Sichelzellanämie) oder infiltrativen Prozessen wie Amyloidose oder Sarkoidose gegen Pneumokokken, Meningokokken und Hämophilus influenzae Typ b geimpft werden.

Bei Dialysepatienten, Patienten, die häufig Blut oder Blutprodukte bekommen und Transplantatempfängern ist die Hepatitis-B-Impfung indiziert, weil die Hepatitis B auch heute noch eine nosokomiale Infektion darstellt. Prinzipiell ist eine Übertragung durch kontaminierte Blutprodukte, von Patient zu Patient durch Hygienemängel und von infiziertem Personal auf Patienten möglich; derartige Übertragungen sind zwar in Deutschland sehr selten, lassen sich aber auch heute noch nicht vollständig vermeiden. Menschen mit Immundefekten und Neurodermitispatienten können sehr schwer, gelegentlich lebensbedrohlich an Windpocken erkranken. Daher sollten für Varizellen seronegative Menschen (etwa 5 % der erwachsenen Bevölkerung) gegen Varizellen geimpft werden, wenn eine Immunsuppression bevorsteht (etwa im Rahmen einer Organtransplantation oder einer zytostatischen Therapie) oder wenn sie unter Neurodermitis leiden.

Tabelle 10 fasst die wichtigsten der genannten Indikationen zusammen.

Tabelle 10: Indikationsimpfungen bei bestimmten Grunderkrankungen

Erkrankung	Impfung gegen
Chronische Herz-Kreislauf- oder Lungenerkrankungen, chronische Leber- und Nierenleiden, Diabetes mellitus und anderen Stoffwechselkrankheiten	Influenza
Immundefizienz	Pneumokokken
Anatomische oder funktionelle Asplenie	Pneumokokken
	Meningokokken
	H. influenzae Typ b
Chronische Hämodialyse, häufige Übertragung von Blut oder Blutprodukten, Zustand nach Organtransplantation	Hepatitis B
Immundefekte, Neurodermitis bei fehlender Varizellenimmunität	Varizellen

12.3 Impfungen aufgrund besonderer Lebensumstände

Hier sind Frauen mit Kinderwunsch zu nennen, die einen Schutz vor Röteln, Varizellen und Pertussis haben sollten. Frauen, die nicht oder nur einmal gegen Röteln geimpft wurden und keine Rötelnantikörper aufweisen, sollten eine Impfung gegen Röteln erhalten. Weil Windpocken in der ersten Hälfte der Schwangerschaft ebenfalls zu einer erhöhten Missbildungsrate führen bzw. Varizellen der Mutter um den Geburtstermin eine lebensbedrohliche Infektion des Neugeborenen hervorrufen können, sollten Frauen ohne Antikörper gegen Varizella-Zoster-Virus gegen Varizellen geimpft werden. Ebenso wichtig ist ein aktueller Schutz vor Pertussis, um eine Übertragung auf das Neugeborene zu verhüten. Eine Pertussisimpfung sollte erfolgen, wenn die letzte Impfung gegen Pertussis zehn Jahre oder mehr zurückliegt oder nie durchgeführt wurde. Eine Infektion mit dem Pertussiserreger hinterlässt nur eine auf ca. zehn Jahre begrenzte Immunität, sodass auch Erwachsene, die in der Kindheit Pertussis hatten, wieder erkranken oder als asymptomatische Keimträger andere infizieren können.

Für Menschen, die in Risikogebieten der Frühsommer-Meningoenzephalitis leben – in Deutschland im wesentlichen Gegenden im nördlichen und östlichen Bayern und im Westen Baden-Württembergs – ist eine FSME-Impfung angezeigt. FSME-Infektionen verlaufen bei Erwachsenen häufiger symptomatisch und im Allgemeinen auch schwerer als bei Kindern.

Drogenabhängige, die i.v. zu applizierende Drogen benutzen, männliche Homosexuelle und Prostituierte sind ebenso wie länger einsitzende Strafgefangene besonders durch Hepatitis B und andere durch Blut übertragbare Infektionen gefährdet; sie sollten daher gegen Hepatitis B geimpft werden. Bei männlichen Homosexuellen besteht auch ein erhöhtes Hepatitis-A-Risiko und damit eine Impfindikation.

Diese Indikationen finden sich in *Tabelle 11*.

Tabelle 11: Indikationsimpfungen aufgrund besonderer Lebensumständen

Risikogruppe	Impfung gegen
Ungeimpfte und/oder seronegative Frauen mit Kinderwunsch	Röteln
	Varizellen
	Pertussis
Personen, die in FSME-Endemiegebiet leben	FSME
Männliche Homosexuelle; i.v. Drogenabhängige,	Hepatitis A
Prostituierte, länger einsitzende Strafgefangene	Hepatitis B

Diskussion der Fallbeispiele 10 a-d: „Maßgeschneiderte" Impfungen

a) Die angehende Kinderkrankenschwester sollte speziell geschützt sein vor Hepatitis B, Hepatitis A, Pertussis, Masern, Mumps und Röteln, Varizellen, Influenza.

b) Der Landwirt braucht neben seinem Schutz vor Diphtherie und Tetanus u.U. eine Impfung gegen Tollwut und FSME.

c) Die Patientin mit der Leberzirrhose sollte geschützt sein vor einer Infektion mit Pneumokokken, Influenza, Hepatitis A und B.

d) Frauen mit Kinderwunsch sollten über einen Schutz vor Röteln, Varizellen und Pertussis verfügen.

12.4 Reiseimpfungen

Fallbeispiel 12: Impfungen für den Urlaub!

• Welche Impfungen würden Sie empfehlen?

a) Einer 24-jährigen Pädagogikstudentin, die für zwölf Wochen nach Nigeria geht, um dort ein Praktikum in einem Waisenhaus zu absolvieren.

b) Einem 25-jährigen Medizinstudenten, der vier Wochen lang in Indien famuliert und anschließend noch sechs Wochen lang durch das Land reist.

c) Einem 67-jährigen insulinpflichtigen (aber gut eingestellten) Diabetiker, der eine 4-wöchige Rundreise durch China plant.

d) Einer 27-Jährigen für einen 2-wöchigen Keniaaufenthalt (Strandurlaub und dreitägige „Safari").

Reiseimpfungen dienen zur Prophylaxe von Infektionen, die im Ausland, vorwiegend in tropischen und subtropischen Gebieten, vorkommen. Dabei darf aber nicht vergessen werden, dass auch in diesen Gebieten die bei uns benötigten Impfungen wichtig sind. Ein Schutz vor Tetanus ist gerade im Urlaub wichtig, in dem die meisten Menschen verstärkt ihren sportlichen Aktivitäten nachgehen und die Verletzungsgefahr entsprechend erhöht ist. Die Diphtherie, die bei uns praktisch eliminiert ist, ist in vielen Regionen Afrikas, in Indien, Bangladesh, Vietnam und Südamerika endemisch. Die Diphtherieinzidenz ist nach wie vor hoch in den neuen unabhängigen Staaten der früheren Sowjetunion. Die Poliomyelitis ist zwar dank der Eradikationskampagne der WHO nur noch in Nigeria, Indien, Pakistan und Afghanistan endemisch, in den letzten beiden Jahren wurden aber mehrfach wieder Fälle in verschiedenen Staaten Zentralafrikas, des Jemen und Indonesiens registriert. Daher sollte jede Impfberatung für Reisende mit einer Überprüfung des Impfstatus beginnen und eventuell fällige Impfungen gegen Tetanus, Diphtherie und Poliomyelitis durchgeführt werden. Die Indikation für die eigentliche Reiseimpfung ist nicht nur vom Reiseland, sondern auch den näheren Umständen des Aufenthalts (hygienische Bedingungen, Qualität der Unterkunft, Verpflegung, Kontakt mit einheimischer Bevölkerung) und der Reisedauer abhängig.

Reiseimpfungen lassen sich in drei Kategorien einteilen:

a) Impfungen, die in Ländern mit niedrigerem Hygienestandard sinnvoll sind – hier an erster Stelle die Impfung gegen Hepatitis A bereits im Mittelmeerraum, in Osteuropa und in nahezu allen tropischen Gebieten, für bestimmte Gegenden auch die Impfung gegen Typhus.

b) Impfungen, die unter bestimmten Bedingungen zu empfehlen sind, wie die Gelbfieberimpfung bei Reisen in die Gelbfieberendemiegebiete Zentralafrikas und Südamerikas (Amazonien), die Tollwutimpfung bei längeren Aufenthalten in Indien, Südostasien, Zentralafrika oder Südamerika, die Impfung gegen Meningokokken bei einem längeren Aufenthalt und engem Kontakt zur einheimischen Bevölkerung im Meningitisgürtel Afrikas südlich der Sahara, die Impfung gegen Japanische Enzephalitis für Reisende, die sich längere Zeit in ländlichen Gebieten in Indien oder Südost- und Ostasien aufhalten.

c) vorgeschriebene Impfungen: Die Impfung gegen Gelbfieber ist in einigen afrikanischen Staaten, die Vierfachimpfung gegen Meningokokken für Pilgerreisende nach Saudi Arabien vorgeschrieben.

Eine Übersicht über die Länder, in denen bestimmte Reiseimpfungen indiziert sind, gibt *Tabelle 12*.

Tabelle 12: Reiseimpfungen

Impfung gegen	Reiseland/Indikation
Cholera	a) bei Forderung des Reise- bzw. Transitlandes b) für Reisende mit hohem Cholerarisiko: Aufenthalt in Gebieten mit endemischer Cholera (Süd- und Südostasien, Afrika, Mittel- und Südamerika), wo größere Menschenmengen unter schlechten hygienischen Bedingungen auf engem Raum zusammenleben (Slums, Flüchtlingslager) bei fehlender medizinischer Grundversorgung.
Diphtherie	europäische Länder mit Epidemien (ehemalige UdSSR); Entwicklungsländer
Frühsommer-Meningo-enzephalitis	Naturherde in Deutschland, Österreich, Ungarn, Tschechien, der Slowakei, Slovenien, Kroatien, Serbien; Südschweden; weite Bereiche der ehemaligen UdSSR, Sibirien, Mongolei
Gelbfieber	tropisches Süd- und Zentralamerika. Von einigen Ländern dieser Region wird von allen Einreisenden ein Impfnachweis verlangt; die meisten Länder in diesem Gebiet verlangen ebenso wie viele Länder außerhalb der Gelbfieberzonen (auch in Asien!) den Nachweis einer Gelbfieberimpfung von Personen, die aus einem Gelbfieberendemiegebiet einreisen.
Hepatitis A	südlicher und östlicher Mittelmeerraum, Türkei; einige osteuropäische Länder (Albanien, Bulgarien, Rumänien, Nachfolgestaaten der UdSSR), Naher Osten, Indien, Südostasien; alle Gebiete Afrikas, Lateinamerikas und des Fernen Ostens mit hygienisch risikoreichen Bedingungen
Hepatitis B	Südostasien, Zentral- und Südafrika, Lateinamerika (nur für Langzeitreisende mit engem Kontakt zur einheimischen Bevölkerung, wie z.B. Entwicklungshelfer; Reisende, die sich u.U. medizinischen Eingriffen in diesen Ländern unterziehen müssen; „Sextouristen")
Japanische Enzephalitis	Indien, Südost- und Ostasien (China, Kambodscha, Nord-Thailand); (für Reisende, die sich längere Zeit in ländlichen Gebieten in diesen Regionen aufhalten)

Tabelle 12: Reiseimpfungen *(Forts.)*

Impfung gegen	Reiseland/Indikation
Meningokokken	„Meningitisgürtel" Afrikas (südlich der Sahara vom Sudan bis zum Senegal), aktuelle Epidemiegebiete (z.B. Brasilien, Indien, Mongolei, Nepal, Saudi-Arabien) (nur für Reisende mit engem Kontakt zur einheimischen Bevölkerung, vor allem zu Kindern, wie z.B. Entwicklungshelfer)
Poliomyelitis	Asien (Indien, Pakistan, Bangladesh, Afghanistan; Yemen, Indonesien), Zentralafrika
Typhus	Mittel- und Südamerika, Mexiko, Afrika, Asien. Für Menschen, die unter hygienische unzulänglichen Bedingungen reisen bzw. sich in diesen Gegenden aufhalten („Rucksacktouristen", Entwicklungshelfer)

Diskussion des Fallbeispiels 12: Impfungen für den Urlaub!

a) Die Pädagogikstudentin in Nigeria braucht Impfungen gegen Gelbfieber, Hepatitis A, Hepatitis B, Meningokokken, Typhus, Poliomyelitis, Tollwut (und Malariaprophylaxe!!).

b) Der Medizinstudent in Indien sollte bekommen: Impfungen gegen Hepatitis A, Hepatitis B, Typhus, Tollwut, Poliomyelitis.

c) Der Diabetiker auf Chinareise: Impfungen gegen Hepatitis A, Hepatitis B.

d) Die Keniaurlauberin: Gelbfieber, Hepatitis A, Poliomyelitis (und Malariaprophylaxe!!).

13 Wie impfe ich korrekt? Durchführung einer kompletten Impfleistung

Um einen Menschen korrekt zu impfen, bedarf es mehr als nur der Injektion eines Impfstoffs. Eine komplette Impfleistung umfasst

- das Impfgespräch, in dem über die geplante Impfung aufgeklärt wird,

- eine Erhebung der Anamnese, speziell der Impfanamnese, und eine Befragung über das Vorliegen von Allergien,
- die Feststellung der aktuellen Befindlichkeit zum Ausschluss akuter Erkrankungen,
- die Durchführung der Impfung,
- die Dokumentation der Impfung.

Im Folgenden wollen wir diese Punkte etwas näher besprechen.

13.1 Was muss ich meinem Impfling sagen? Das Impfgespräch

Das Impfgespräch muss den Impfling bzw. im Falle von Kindern die Eltern so weit über die geplante Impfung informieren, dass ihm bzw. ihnen eine Entscheidung für oder gegen die Impfung möglich ist. Deshalb müssen zunächst Krankheitsbild, Häufigkeit und mögliche Therapie der zu verhütenden Krankheit erläutert werden. Angesprochen werden muss der Nutzen der Impfung für das Individuum und die Allgemeinheit (bei Impfstoffen, durch die bei hoher Durchimpfungsrate eine Erkrankung eliminiert werden kann), die Art des Impfstoffs und die Durchführung der Impfung. Dabei sind insbesondere Kontraindikationen, Nebenwirkungen und Komplikationen der Impfung zu erwähnen. Wie detailliert diese Aufklärung zu sein hat und worüber im Einzelnen aufgeklärt werden muss, war lange Zeit umstritten. Hier hat ein Grundsatzurteil des Bundesgerichtshofs aus dem Jahr 2000 mehr Rechtssicherheit gebracht. Die Richter stellten fest, dass über alle *spezifischen* Risiken aufgeklärt werden muss, das heißt über alle schwereren Nebenwirkungen und Komplikationen, die nach dem Stand der Wissenschaft durch die Impfung verursacht werden, unabhängig von der Häufigkeit eines solchen Ereignisses. Das bedeutet, dass auch über extrem seltene Komplikationen aufgeklärt werden muss, wenn ein Zusammenhang mit der Impfung bewiesen ist. Dabei genügt allerdings eine Aufklärung im Großen und Ganzen, die Erläuterung einzelner medizinischer Diagnosen ist nicht erforderlich. Hinweise zum Aufklärungsbedarf bei Schutzimpfungen finden sich in einem von der STIKO herausgegebenen Sonderheft des Epidemiologischen Bulletins (s. weiterführende Literatur, S. 216).

Merkblätter zur Aufklärung sind nach Meinung des Gerichts durchhaus sinnvoll. Sie können viel Arbeit sparen, wenn sie etwa der Mutter eines Impflings nach Hause mitgegeben werden mit der Bitte, sie aufmerksam durchzulesen. Sie sind allerdings als alleiniges Mittel der Aufklärung nicht ausreichend; es muss immer die Gelegenheit zu einem Gespräch gegeben werden. Darüber hinaus stellte das Gericht fest, dass die Einwilligung zur Impfung mündlich erfolgen kann. Eine Unterschrift des Impflings oder seines Vertreters ist also nicht nötig. Bei Kindern genügt die Einwilligung eines Elternteils.

Weitere Informationen über die Impfung, die dem Impfling mitgeteilt werden müssen, betreffen das Verhalten nach der Impfung, die Dauer des Impfschutzes und eventuell nötige Auffrischimpfungen.

13.2 Kann ich die gewünschte Impfung durchführen? Feststellung der Impffähigkeit

Durch ein Anamnesegespräch und eine körperliche Untersuchung muss nun sichergestellt werden, dass die gewünschte Impfung indiziert ist und gefahrlos durchgeführt werden kann, d.h., dass keine Kontraindikationen bestehen. Der Impfling sollte also nicht akut erkrankt sein (banale Infekte ausgenommen), frühere Impfungen mit dem gleichen oder einem ähnlichen Impfstoff sollten gut vertragen worden sein, und es sollte keine Allergie gegen im Impfstoff enthaltene Substanzen bestehen. Wird ein Lebendimpfstoff eingesetzt, so müssen eine Immunschwäche und eine Schwangerschaft ausgeschlossen werden. Liegt ein wie immer gearteter Immundefekt vor, können Totimpfstoffe verwendet werden, aber es sollte nach Beendigung der Grundimmunisierung der Impferfolg durch eine Antikörperbestimmung überprüft werden.

13.3 Die Dokumentation der Impfung

Jede Impfung muss im Impfausweis des Impflings und in den Unterlagen des impfenden Arztes dokumentiert werden. Liegt kein Impfausweis vor, muss alternativ eine Impfbescheinigung ausgestellt werden.

In den Impfausweis bzw. die Impfbescheinigung müssen folgende Daten eingetragen werden:

- das Datum der Schutzimpfung,
- die Bezeichnung und Chargenbezeichnung des Impfstoffs,
- der Name der Krankheit, gegen die geimpft wurde,
- Name und Anschrift des impfenden Arztes,
- Unterschrift des impfenden Arztes oder Bestätigung der Eintragung des Gesundheitsamts.

In den Arztunterlagen müssen Handelsname und Chargennummer des Impfstoffs vermerkt werden. Die Dokumentation des Aufklärungsgesprächs ist zu empfehlen.

Den meisten Impfstoffen liegen heute Aufkleber mit Name und Chargennummer des Impfstoffs bei, die nur noch in den Impfausweis bzw. die Arztunterlagen eingeklebt werden müssen.

Teil III: Die Impfungen

Der dritte Teil ist den Impfungen im Einzelnen gewidmet. Wir besprechen zunächst die Standardimpfungen, also die Impfungen, die für alle empfohlen werden, dann die Indikations- und Reiseimpfungen, die nur in ganz bestimmten Situationen notwendig sind. Bei jeder einzelnen Impfung gehen wir auf Zusammensetzung und Herstellungsweise des oder der verfügbaren Impfstoffe ein und erläutern Anwendung, Wirksamkeit und Nebenwirkungen sowie Indikationen und Kontraindikationen der einzelnen Präparate. Parallel dazu erhalten Sie Informationen über die Erreger, gegen die die Impfung gerichtet ist und erfahren das Wesentliche über klinisches Bild, Epidemiologie, Therapie und Prophylaxe der entsprechenden Krankheit. In zwei zusätzlichen Kapiteln gehen wir auf den Einsatz von Kombinationsimpfstoffen ein.

Teil III/1: Standardimpfungen

In den folgenden Kapiteln beschäftigen wir uns mit den Impfungen, die jeder in Deutschland bzw. Mitteleuropa lebende Mensch erhalten sollte.

14 Die Impfung gegen Tetanus

Fallbeispiel 13 a, b: Verspätete Auffrischimpfung gegen Tetanus – erneute Grundimmunisierung? Wann ist eine passive Immunisierung nach Verletzung notwendig?

a) Bei einer 16-jährigen Schülerin, bei der Sie die erste Impfung gegen humane Papillomviren vornehmen, stellen Sie bei der Kontrolle des Impfpasses fest, dass sie zwar als Säugling eine Grundimmunisierung gegen Tetanus und Diphtherie erhalten hatte sowie eine Auffrischimpfung mit 15 Monaten, seither aber nie mehr gegen Tetanus geimpft wurde.

- Wie ist ihr momentaner Tetanusschutz zu beurteilen?
- Muss eine erneute Grundimmunisierung durchgeführt werden?

b) Ein 19-jähriger Student zieht sich bei einem Sturz mit dem Fahrrad mehrere großflächige Schürfwunden zu, die stark verschmutzt sind. Nach der chirurgischen Versorgung soll eine Tetanusprophylaxe durchgeführt werden. In dem von der Mutter gebrachten Impfpass ist die Grundimmunisierung in der Kindheit dokumentiert, eine Auffrischimpfung habe wahrscheinlich vor acht bis zehn Jahren stattgefunden, Aufzeichnungen darüber existieren nicht. Wie verfahren Sie?

- Reicht **eine** aktive Impfung allein aus oder muss eine komplette Grundimmunisierung angeschlossen werden?
- Ist eine Immunglobulingabe indiziert?

14.1 Tetanus (Wundstarrkrampf)

Tetanus wird durch das Exotoxin des anaeroben Bakteriums Clostridium tetani hervorgerufen. Nach einer von Keimmenge und Lokalisation der Verletzung abhängigen Inkubationszeit von zwei Tagen bis vier Wochen (in der Hälfte der Fälle bis zu zehn Tagen) beginnt die Erkrankung mit Prodromalerscheinungen wie Spannungsgefühl und Parästhesien im Verletzungsbereich, Unruhe, Schlafstörungen und allgemeinem Krankheitsgefühl. Die typische Symptomatik beruht auf der Wirkung des Tetanustoxins (Tetanospasmin), das über die peripheren Nervenendigungen ins ZNS eindringt und zur Auslösung von Krämpfen führt. Die Erkrankung äußert sich zunächst meist im Gesichtsbereich mit Kau- und Schluckschwäche, die dann in das Vollbild mit Muskelspasmen übergeht: Krämpfe der Kaumuskulatur (Trismus, „Risus sardonicus"), Opisthotonus, tonische Krämpfe der Extremitäten, später tonisch-klonische Krämpfe auch der Interkostalmuskulatur, des Larynx und des Zwerchfells; im Endstadium Arrhythmien, Kammerflimmern und Herzstillstand. Auch bei Einsatz intensivmedizinischer Maßnahmen liegt die Letalität bei 25–50 %. Eine Tetanuserkrankung hinterlässt keine sichere Immunität!

Die Therapie umfasst intensivmedizinische Versorgung einschließlich Beatmung, relaxierende Maßnahmen (Benzodiazepine), passive Immunisierung mit Tetanus-Immunglobulin, um noch nicht in die Nervenendigungen eingedrungenes Toxin zu neutralisieren, und Gabe von Antibiotika (Metronidazol).

Eintrittspforten für Clostridium tetani sind häufig Bagatellverletzungen. Besonders gefährlich sind aber tiefe und verschmutzte Wunden, vor allem mit Fremdkörpereindringung, Verletzungen mit Gewebezertrümmerung, schwere Verbrennungen, septische Aborte und Gewebsnekrosen. Nabelinfektionen beim Neugeborenen führen zum Bild des Tetanus neonatorum.

Clostridium tetani ist ubiquitär verbreitet. Weltweit sterben ca. 300 000 Menschen jährlich an Tetanus. Ein Großteil der Todesfälle wird durch den Tetanus neonatorum hervorgerufen. In der Bundesrepublik Deutschland sank die Zahl der Tetanuserkrankungen von 109 Erkrankungen mit 52 Todesfällen im Jahre 1963 auf 15 Erkrankungen und zehn Todesfälle 1980. Seither ist die Zahl der Erkrankungen mit ungefähr 10–15 pro Jahr etwa gleich geblieben. In den Industrienationen ist Tetanus vor allem eine Erkrankung älterer Menschen: von den zwischen 1993 und 1998 in Deutschland an Tetanus Erkrankten waren 80 % älter als 55 Jahre *(Abb. 5)*.

Eine der wesentlichsten Maßnahmen zur Vermeidung eines Tetanus ist eine baldige adäquate chirurgische Versorgung Tetanus-gefährdeter Verletzun-

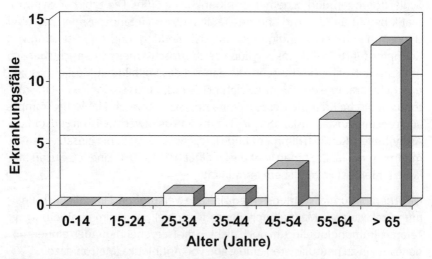

Abb. 5: Tetanuserkrankungen in Abhängigkeit vom Alter (Deutschland 1995–1997, Robert Koch-Institut 1999)

gen. Zur Immunprophylaxe stehen spezifisches Tetanus-Immunglobulin (zur passiven Prophylaxe) und die aktive Impfung zur Verfügung. Die passive Immunisierung mit Tetanus-Immunglobulin wird ausschließlich postexpositionell durchgeführt, in der Regel in Verbindung mit der aktiven Impfung als Simultanprophylaxe.

14.2 Tetanusimpfstoff

14.2.1 Zusammensetzung/Herstellung

Der Tetanusimpfstoff ist ein Totimpfstoff, der entgiftetes Tetanustoxin („Tetanustoxoid") enthält. Zu seiner Herstellung wird Clostridium tetani in semisynthetischem Medium kultiviert. Das im Kulturfiltrat vorhandene Toxin wird durch Behandlung mit Formaldehyd inaktiviert, mittels Filtrations- und Fällungsverfahren konzentriert und gereinigt und an Aluminiumhydroxid oder Aluminiumphosphat adsorbiert. Der Impfstoff ist in monovalenter Form oder in verschiedenen Kombinationen mit den Impfstoffen gegen Diphtherie, Pertussis, Poliomyelitis, Haemophilus influenzae Typ b und Hepatitis B im Handel.

14.2.2 Anwendung

Der Tetanusimpfstoff wird intramuskulär injiziert. Die Grundimmunisierung erfolgt durch drei Dosen, die zum Zeitpunkt 0, nach vier bis sechs Wochen und nach einem Jahr verabreicht werden. Zur Grundimmunisierung im Säuglingsalter werden drei Impfungen im dritten, vierten und fünften Lebensmonat sowie eine Vierte im zweiten Lebensjahr verabreicht, in der Regel zusammen mit der Diphtherie-, Pertussis-, Haemophilus influenzae Typ b-, Polio-Komponente mit oder ohne Hepatitis-B-Impfstoff (als penta- oder hexavalenter Kombinationsimpfstoff). Bei als Säuglinge geimpften Kindern sind zwei Auffrischimpfungen mit fünf bis sechs Jahren und neun bis siebzehn Jahren vorgesehen (die letzte idealerweise zehn Jahre nach der letzten Tetanusimpfung), kombiniert mit den Impfungen gegen Diphtherie und Pertussis (mit 5–6 Jahren) bzw. Diphtherie, Pertussis und Poliomyelitis (mit 9–17 Jahren). Darüber hinaus müssen Auffrischimpfungen lebenslang alle zehn Jahre durchgeführt werden, sinnvollerweise in Kombination mit Diphtherieimpfstoff, bei Bedarf auch mit Polio- und/ oder Pertussisimpfstoff.

Bei unvollständiger Grundimmunisierung muss auch nach längerer Zeit nicht wieder die gesamte Grundimmunisierung durchgeführt werden, sondern es werden nur die fehlenden Impfungen ergänzt („jede Impfung zählt"). Wird die Zehnjahresfrist für die Auffrischimpfung überschritten, ist dennoch nur *eine* Impfdosis für eine erfolgreiche Auffrischung notwendig. Der Einsatz der Tetanusimpfung zur postexpositionellen Prophylaxe im Verletzungsfall ist in *Tabelle 13* gezeigt. In den meisten Fällen kann auf eine simultane passive Immunisierung mit Tetanusimmunglobulin verzichtet werden. Sie ist nur indiziert bei Vorliegen besonders tetanusgefährdeter Verletzungen (siehe oben) und bei fehlendem oder unsicherem Immunschutz (keine oder nur unvollständige frühere Tetanusimmunisierung oder Tetanusimmunisierung unbekannt). In diesem Fall werden 250 I.E. Tetanusantitoxin (1 ml) intragluteal verabreicht, kontralateral zum in den M. deltoideus applizierten Tetanusimpfstoff. Die Immunglobulindosis sollte verdoppelt werden bei besonders tetanusgefährdeten Wunden (s.o.).

Tabelle 13: Tetanus-Immunprophylaxe im Verletzungsfall

Impfanamnese Anzahl Impfungen	Art der Verletzung			
	saubere, geringfügige Wunden		alle anderen Wunden	
	Td	TIG	Td	TIG
unbekannt	ja	nein	ja	ja
0-1	ja	nein	ja	ja
2	ja	nein	ja	nein *
3 oder mehr	nein **	nein	nein ***	nein

* ja, wenn Verletzung älter als 24 h
** ja, wenn letzte Impfung > 10 Jahre zurückliegt
*** ja, wenn letzte Impfung > 5 Jahre zurückliegt

14.2.3 Wirksamkeit

Der Tetanus-Toxoid-Impfstoff gehört zu den Impfstoffen mit der höchsten Immunogenität. Die Serokonversionsrate ist bei Säuglingen praktisch 100 %, vorhandene mütterliche Antikörper beeinflussen die Immunantwort kaum. Wie Studien zur Verhütung des Tetanus neonatorum zeigten, ist die Grundimmunisierung (in diesem Fall der Mütter) zu über 90 % wirksam. Die Schutzgrenze liegt bei 0,01 IE/ml, wobei nach heutiger Ansicht dieser Wert nur als minimaler Schutz angesehen wird und erst bei Werten von 0,1 IE/l von einer guten Schutzwirkung ausgegangen werden kann.

Nach einer kompletten Grundimmunisierung persistieren spezifische Antikörper bei 96 % der Geimpften für 13–14 Jahre; nach 25 Jahren weisen noch 72 % schützende Antikörper auf.

14.2.4 Indikationen

Die Impfung gegen Tetanus ist eine für alle Menschen empfohlene Impfung. Sie wird in Deutschland üblicherweise zusammen mit der Diphtherie-, Pertussis-, Haemophilus influenzae Typ b- und Polio-Komponente mit oder ohne den Hepatitis-B-Impfstoff (als penta- oder hexavalenter Kombinationsimpfstoff) im dritten, vierten und fünften Lebensmonat und im zweiten Lebensjahr durchgeführt (s.o.). Neben den üblichen Auffrischimpfungen alle zehn Jahre ist eine Tetanus-Auffrischimpfung angezeigt, wenn eine besonders tetanusgefährdete Verletzung vorliegt und seit der letzten Impfung mehr als fünf Jahre vergangen sind.

14.2.5 Kontraindikationen

Spezifische Kontraindikationen für die Grundimmunisierung gibt es nicht. Eine Wiederimpfung sollte unterlassen werden, wenn bei einer früheren Impfung gegen Tetanus eine Thrombopenie oder neurologische Komplikationen aufgetreten sind. Wird über besonders starke Lokalreaktionen bei einer früheren Tetanusimpfung berichtet, kann durch eine Bestimmung des Antitoxinspiegels die Notwendigkeit einer weiteren Dosis festgestellt werden. Bei länger zurückliegender (mehr als ein Jahr) früherer Impfung kann bei Antitoxinkonzentrationen über 0,1 IE/l auf eine Wiederimpfung verzichtet werden (allerdings darf dabei nicht die wahrscheinlich auch fällige Auffrischimpfung gegen Diphtherie vergessen werden!). Im Verletzungsfall sollte in derartigen Situationen auf Tetanus-Immunglobulin zurückgegriffen werden.

14.2.6 Nebenwirkungen

Lokale Reaktionen werden von der Mehrzahl der Impflinge angegeben, wobei die Häufigkeit mit der Zahl der Impfungen anzusteigen scheint. Die meisten dieser Reaktionen bestehen in leichten Schmerzen oder Druckempfindlichkeit an der Injektionsstelle, einem Ödem oder Erythem. Stark ausgeprägte Schwellungen kommen bei weniger als 2 % aller Impflinge vor. Mehrere Studien konnten einen Zusammenhang zwischen dem Grad der lokalen Reaktionen und dem Spiegel der zirkulierenden Antitoxin-Antikörper feststellen. Da die Tetanusimpfung meist in Kombination mit der Diphtherieimpfung durchgeführt wird, sind die Nebenwirkungen der beiden Impfstoffe nicht immer zu trennen; Lokalreaktionen scheinen bei Verwendung der Kombination Td etwas häufiger zu sein als bei Verwendung des Tetanusimpfstoffes allein.

Systemische Reaktionen bestehen in erster Linie in Fieber bis 39°C, vor allem im Zusammenhang mit ausgeprägten Lokalreaktionen bei vorbestehenden hohen Antitoxinspiegeln, und kommen bei 0,5–7 % der Impflinge vor. Über Kopfschmerzen und allgemeines Krankheitsgefühl wird seltener berichtet. Neurologische Reaktionen wie periphere Neuropathien wurden mehrfach beschrieben; sie kommen in einer Häufigkeit von 0,4 auf 1 Million Impfungen vor und werden meist als Ausdruck eines Immunkomplexgeschehens gedeutet. Thrombozytopenien und Glomerulonephritiden als sehr seltene Impfkomplikation werden diskutiert, eindeutige Beweise für eine kausale Rolle der Tetanusimpfung bei deren Entstehung konnten aber bislang nicht erbracht werden. Sehr heftige Lokalreaktionen, die meist Folge einer „Überimpfung" und als Arthusreaktion bei bereits bestehenden hohen Antikörpertitern anzusehen sind, lassen sich durch eine Kortikoidgabe in der Regel beherrschen.

Diskussion Fallbeispiel 13: Verspätete Auffrischimpfung gegen Tetanus – erneute Grundimmunisierung? Wann ist eine passive Immunisierung nach Verletzung notwendig?

a) Die letzte Impfung der jungen Dame liegt mehr als 14 Jahre zurück. Aufgrund der ausgeprägten Immunogenität des Tetanusimpfstoffes kann man davon ausgehen, dass nach einer kompletten Grundimmunisierung, wie sie in unserem Fall stattgefunden hat, die spezifischen Antikörper bei 96 % der Geimpften für 13–14 Jahre persistieren; mit hoher Wahrscheinlichkeit ist unsere Schülerin also noch geschützt. Trotzdem sollte man natürlich eine Auffrischimpfung durchführen. Es reicht dazu aber eine Dosis, eine erneute Grundimmunisierung ist trotz des Überschreitens des Intervalls von zehn Jahren nicht notwendig.

b) Auch in diesem Fall muss man davon ausgehen, dass die letzte Tetanusimpfung über 17 Jahre zurückliegt. Die „wahrscheinlich" vor acht bis zehn Jahren durchgeführte Auffrischimpfung ist nicht dokumentiert und kann daher nicht gezählt werden. Wie im obigen Beispiel reicht aber eine Dosis Tetanusimpfstoff bzw. Tetanus-Diphtherie-Kombinationsimpfstoff aus, um rasch wieder eine ausreichende Immunität zu induzieren, selbst wenn der Antikörperspiegel unter die Schutzgrenze abgesunken sein sollte. Ein schützender Antikörperspiegel wird dank der durch die Grundimmunisierung ausgebildeten B- und T-Gedächtniszellen noch innerhalb der Inkubationszeit einer möglichen Tetanuserkrankung wiederhergestellt. Eine Gabe von Tetanusimmunglobulin ist also nicht notwendig. Generell gilt, dass nach drei oder mehr Tetanusimpfungen im Falle einer Verletzung auf Immunglobulin verzichtet werden kann!

15 Die Impfung gegen Diphtherie

Fallbeispiel 14: Warum impfen wir gegen Diphtherie? Wann ist eine passive Immunisierung nach Verletzung notwendig?

a) Was sagen Sie einer jungen Mutter, die Sie fragt, warum sie ihr Kind gegen Diphtherie impfen lassen soll, obwohl es doch in Deutschland keine Diphtherie mehr gibt?

- Stimmt es, dass es in Deutschland keine Diphtherie mehr gibt?
- Welche Gründe gibt es, Säuglinge gegen Diphtherie zu impfen?

b) Ein 26-jähriger Biologe fährt im Rahmen seiner Doktorarbeit für sechs Monate nach Riga (Lettland), um in einem molekularbiologischen Labor zu arbeiten. Er kommt nun, fünf Wochen vor Abreise, wegen eventuell notwendiger Impfungen zu Ihnen. Er ist, wie aus seinem Impfpass ersichtlich, als Kleinkind dreimal gegen Tetanus, Diphtherie und Poliomyelitis sowie einmal gegen Masern, Mumps und Röteln geimpft worden. Im Alter von 17 Jahren erhielt er eine (im Impfpass ebenfalls dokumentierte) Impfung gegen Tetanus.

- Wie ist der Diphtherieschutz des jungen Mannes – ca. 24 Jahre nach der Grund-immunisierung – zu beurteilen?
- Ist ein Schutz vor Diphtherie für die Reise notwendig?
- Wenn ja – wie gehen Sie vor. Eine Impfung? Zwei Impfungen?

15.1 Diphtherie

Symptome einer Infektion mit Corynebacterium diphtheriae machen sich nach einer Inkubationszeit von ein bis fünf Tagen bemerkbar. Sie entstehen lokal an der Eintrittspforte des Erregers, d.h. im Respirationstrakt oder an der Haut sowie in weiter entfernten Organsystemen (Herz, ZNS) durch die Wirkung des über den Blutweg verbreiteten Diphtherietoxins.

Die häufigste Form, die Nasen- und Rachen-Diphtherie, beginnt meist abrupt mit geringgradigem Fieber, allgemeinem Krankheitsgefühl und Halsschmerzen. Augenfällige Lokalbefunde sind pseudomembranöse, d.h. nicht abwischbare Beläge auf Tonsillen, Gaumenbögen und Uvula, die konfluieren und häufig bräunlich verfärbt sind. Die regionären Lymphknoten sind geschwollen. Die Pseudomembranen können auf den Kehlkopf übergreifen ("Kehlkopf-Diphtherie") und zu inspiratorischer Atemnot ("Diphtheriekrupp") führen. Kennzeichen einer weiter ausgedehnten Erkrankung sind peritonsilläre Ödeme im Halsbereich bis hin zu einer ausgeprägten Halsschwellung, dem Bild des "Caesarenhalses". Die in tropischen Ländern häufige Hautdiphtherie, die meist durch Superinfektion von Hautläsionen entsteht, ist gekennzeichnet durch schmierig-schmutzige Wundflächen und die Ausbildung tief liegender, schlecht heilender Ulzera.

Die systemischen Komplikationen der Diphtherie beruhen auf der Wirkung des Diphtherietoxins, die sich in erster Linie am Herzen und dem Zentralnervensystem manifestiert. Folgen sind eine Myokarditis und Paresen, die zunächst das Gaumensegel, die Schlundmuskulatur und die Augenmuskeln betreffen, aber auch auf die Extremitäten übergreifen können. Häufigste Todesursachen sind Asphyxie (durch Aspiration von Membranen) und Myokarditis.

Bereits bei begründetem Verdacht auf eine Diphtherie muss eine spezifische Therapie eingeleitet werden. Sie besteht aus der Gabe von Diphtherie-Antitoxin (Immunserum vom Pferd) als wichtigster Maßnahme, Antibiotikatherapie (Penicillin) und unterstützenden Maßnahmen, vor allem Überwachung der Atmungs- und kardialen Funktionen.

Die Übertragung erfolgt durch Tröpfcheninfektion bzw. direkten Kontakt. Einzige Infektionsquelle ist der Mensch. Infektiosität besteht bereits in der Inkubationszeit, in Endemiegebieten und während kleiner oder größerer Erkrankungsausbrüche spielen auch gesunde Keimträger für die Übertragung eine Rolle.

Die Diphtherie ist in weiten Gebieten der Dritten Welt noch endemisch (z.B. Brasilien, Nigeria, östliches Mittelmeergebiet, Indien, Indonesien, Philippinen). In den Industrienationen nahm die Inzidenz der Diphtherie in den letzten 50 Jahren massiv ab: in den Jahren 1990–1999 ereigneten sich in Deutschland 34 Fälle. Durch die zunehmend besseren Durchimpfungsraten sinkt die Zahl der Neuinfektionen aber auch weltweit deutlich ab. Eine vorübergehende dramatische Zunahme der Diphtherie war dagegen zwischen 1992 und 1996 in den Ländern der ehemaligen UdSSR zu beobachten, wo die Erkrankungshäufigkeit in einem Zeitraum von wenigen Jahren um das über 50-fache zunahm. Da die Immunitätslage in Deutschland wegen fehlender Auffrischimpfungen in den letzten Jahrzehnten ungenügend war, war die Einschleppung der Diphtherie aus diesen Gebieten zu einer realen Gefahr geworden. Tatsächlich traten 1994 und 1995 in Deutschland vier Diphtherieerkrankungen bei aus diesen Gebieten kommenden Reisenden auf, drei weitere in Deutschland Erkrankte hatten Kontakt mit aus den GUS-Staaten eingereisten Menschen. Seither sinkt die Zahl der Diphtheriefälle aber weiter kontinuierlich *(Abb. 6)*. Von 2000–2007 wurden in Deutschland nur noch vier Fälle gemeldet.

Die wichtigste Prophylaxe der Diphtherie ist die aktive Impfung.

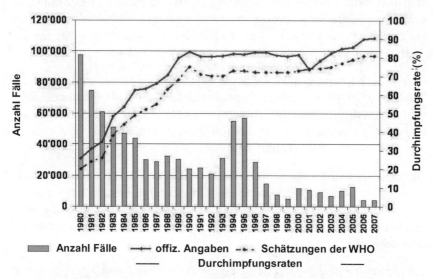

Anzahl Fälle   **—•— offiz. Angaben**   **—◆— Schätzungen der WHO**
                        Durchimpfungsraten   **——**

Abb. 6: Weltweiter Rückgang der Diphtherie mit Zunahme der Durchimpfungsraten.
Der massive Anstieg 1994 und 1995 ist bedingt durch den Ausbruch in der ehemaligen
UdSSR (WHO 2008)

15.2 Diphtherieimpfstoff

15.2.1 Zusammensetzung/Herstellung

Der Diphtherieimpfstoff ist wie der Impfstoff gegen Tetanus ein antitoxischer
Impfstoff. Er enthält inaktiviertes Diphtherietoxin, das aus dem Kulturüberstand
eines Stammes von Corynebacterium diphtheriae mit hoher Toxinproduktion
gewonnen wird. Der Überstand wird mit Formaldehyd versetzt und mehrere
Wochen inkubiert; das inaktivierte Toxin („Toxoid") wird dann durch Fällungs-
und Ultrafiltrationsverfahren konzentriert und gereinigt und an Aluminiumhydroxid adsorbiert. Wegen der schlechteren Verträglichkeit bei älteren Kindern

und Erwachsenen steht der Impfstoff in zwei Dosierungen zur Verfügung: Als Kinderdosis mit 20–30 IE Diphtherietoxoid (abgekürzt als „D" bezeichnet), die nur bis zum sechsten Lebensjahr verabreicht werden soll, und als Erwachsenendosis, die 2–4 IE Diphtherietoxoid enthält („d") und ab dem sechsten Lebensjahr eingesetzt wird. Die Kinderdosis ist gegenwärtig nur in den Kombinationsimpfstoffen DTaP, DTaP-IPV-Hib und DTaP-IPV-Hib-HB verfügbar; die reduzierte Dosis („Erwachsenendosis") gibt es sowohl als Monovakzine als auch in unterschiedlichen Kombinationen mit Tetanus-, Pertussis- und Polio-Impfstoff.

15.2.2 Anwendung

Der Impfstoff wird intramuskulär appliziert. Die Grundimmunisierung erfolgt durch drei Dosen, die zum Zeitpunkt 0, nach vier bis sechs Wochen und nach einem Jahr verabreicht werden. Dabei wird bei Kindern vor dem sechsten Lebensjahr die höhere Dosierung von 20–30 IE pro Dosis eingesetzt, während bei älteren Kindern und Erwachsenen jeweils 2–4 IE verwendet werden. Auffrischimpfungen müssen lebenslang alle zehn Jahre durchgeführt werden. Zur Grundimmunisierung im Säuglingsalter werden drei Impfungen im dritten, vierten und fünften Lebensmonat sowie eine Vierte im zweiten Lebensjahr verabreicht, in der Regel zusammen mit der Tetanus-, Pertussis-, Haemophilus influenzae Typ b- und Polio-Impfung mit oder ohne die Hepatitis-B-Komponente (als penta- oder hexavalenter Kombinationsimpfstoff). Bei als Säuglinge geimpften Kindern sind zwei Auffrischimpfungen mit fünf bis sechs Jahren und neun bis siebzehn Jahren vorgesehen (die letzte idealerweise zehn Jahre nach der letzten Diphtherieimpfung), kombiniert mit den Impfungen gegen Tetanus und Pertussis (mit 5–6 Jahren) bzw. Tetanus, Pertussis und Poliomyelitis (mit 9–17 Jahren). Darüber hinaus müssen Auffrischimpfungen lebenslang alle zehn Jahre durchgeführt werden, sinnvollerweise in Kombination mit Tetanusimpfstoff, bei Bedarf auch mit Polio- und/oder Pertussisimpfstoff. Bei unvollständiger Grundimmunisierung muss auch nach längerer Zeit nicht wieder die gesamte Grundimmunisierung durchgeführt werden, sondern es werden nur die fehlenden Impfungen ergänzt („jede Impfung zählt"). Wird die Zehnjahresfrist für die Auffrischimpfung für einige Jahre überschritten, ist nur eine Impfdosis für eine erfolgreiche Auffrischung notwendig.

15.2.3 Wirksamkeit

Schutz vor Erkrankung wird bei einem Diphtherie-Antitoxinspiegel von 0,1 IE/ml angenommen, Werte zwischen 0,01 und 0,1 IE/ml vermitteln einen partiellen Schutz, während Menschen mit Antikörperkonzentrationen unter 0,01 IE/ml als ungeschützt gelten müssen. Obwohl niemals kontrollierte Studien durchgeführt wurden, besteht kein Zweifel an der Wirksamkeit der Diphtherievakzine. Dafür spricht der deutliche Rückgang der Erkrankungs- und Todesfälle nach Einführung der Impfung, der zu einem fast völligen Verschwinden der Erkrankung in Nord- und Westeuropa und den USA geführt hat, ebenso wie Beobachtungen während Ausbrüchen von Diphtherie, in denen Geimpfte eine signifikant niedrigere Erkrankungsinzidenz aufwiesen. Aus derartigen Untersuchungen lässt sich eine Wirksamkeit der Vakzine gegen Erkrankung von etwa 90 % errechnen.

Da die Impfung ausschließlich gegen das Diphtherietoxin gerichtete Antikörper induziert, kann sie prinzipiell einem Keimträgertum nicht vorbeugen und Keimträger nicht sanieren. Dennoch wird bei hohen Durchimpfungsraten die Zirkulation des Erregers in der Bevölkerung unterbrochen. Möglicherweise erschwert die Neutralisierung des Toxins die Kolonisierung des Nasen-Rachenraums durch den Erreger.

Die Schutzdauer nach Grundimmunisierung wird mit wenigstens zehn Jahren angenommen.

15.2.4 Indikationen

Die Impfung gegen Diphtherie ist eine für alle Menschen empfohlene Impfung. Sie wird in Deutschland üblicherweise zusammen mit der Tetanus-, Pertussis-, Haemophilus influenzae Typ b- und Polio-Komponente mit oder ohne den Hepatitis-B-Impfstoff (als penta- oder hexavalenter Kombinationsimpfstoff) im dritten, vierten und fünften Lebensmonat und im zweiten Lebensjahr durchgeführt (s.o.). Auffrischimpfungen sollten alle zehn Jahre durchgeführt werden. Insbesondere sollte auf einen ausreichenden Diphtherieschutz Wert gelegt werden bei Reisenden in Gebiete mit hohem Diphtherierisiko, Beschäftigten mit umfangreichem Publikumsverkehr, Personal in Gemeinschaftseinrichtungen, Bediensteten des Bundesgrenzschutzes und der Zollverwaltung, Aussiedlern, Flüchtlingen, Asylbewerbern aus Gebieten mit Diphtherierisiko und medizinischem Personal, das ersten Kontakt mit Erkrankten haben kann.

15.2.5 Kontraindikationen

Kontraindikationen für die Grundimmunisierung gibt es nicht.

15.2.6 Nebenwirkungen

Da die Diphtherieimpfung in aller Regel zusammen mit der Tetanusimpfung verabreicht wird, lassen sich die Nebenwirkungen beider Impfungen nicht vollständig trennen (siehe dort). Lokale Reaktionen bestehen in leichten Schmerzen oder Druckempfindlichkeit an der Injektionsstelle, der Ausbildung eines Ödems oder Erythems. Lokalreaktionen scheinen bei Verwendung der Kombination Td etwas häufiger zu sein als bei Verwendung des Tetanusimpfstoffs allein, was für eine etwas stärkere lokale Reaktogenität des Diphtherieimpfstoffs spricht. Die seltenen systemischen Reaktionen bestehen in erster Linie in Fieber bis 39 °C, Kopfschmerzen und allgemeinem Krankheitsgefühl. Über neurologische Reaktionen nach Diphtherieimpfung wurde berichtet, eindeutige Beweise für eine kausale Rolle der Diphtherieimpfung bei deren Entstehung konnten aber bislang nicht erbracht werden.

Diskussion Fallbeispiel 14: Warum impfen wir gegen Diphtherie? Wann ist eine passive Immunisierung nach Verletzung notwendig?

a) Nachdem sich in den letzten acht Jahren in Deutschland nur vier Diphtheriefälle ereigneten, ist die Aussage „in Deutschland gibt es keine Diphtherie" durchaus nachvollziehbar. Das darf aber kein Grund sein, nicht mehr dagegen zu impfen. Weltweit gibt es nach wie vor Diphtherie (wenn auch die Fallzahlen selbst in den Endemiegebieten sinken), außerdem können auch Geimpfte gelegentlich den Erreger im Nasen-Rachenraum beherbergen und u.U. auf andere übertragen (wenn auch nicht selbst erkranken).

b) Ob der junge Mann 24 Jahre nach Beendigung der Grundimmunisierung noch geschützt ist, ist schwer zu sagen; in einer Studie in jungen gesunden Menschen hatten 22 Jahre nach der letzten Impfung ca. 50 % noch Antikörper im schützenden Bereich. Für einen 6-monatigen Lettlandaufenthalt sollte er auf jeden Fall einen verlässlichen Schutz vor Diphtherie haben, denn nach wie vor ist die Diphtherieinzidenz im gesamten Baltikum deutlich höher als in Deutschland. E i n e Dosis des Diphtherieimpfstoffes ist für eine Auffrischimpfung ausreichend. Auch wenn die letzte Tetanusimpfung erst neun Jahre zurückliegt, sollte auf jeden Fall der Kombinationsimpfstoff Td verwendet werden, um die beiden Impfungen zu synchronisieren und in Zukunft alle zehn Jahre mit dem Kombinationsimpfstoff aufzufrischen. Daneben sollte unser Biologe auch eine Impfung gegen Poliomyelitis erhalten, weil er als Kind nur dreimal geimpft wurde (die STIKO-Empfehlungen sehen vier Impfungen vor). Sinnvoll wäre sicher auch die gleichzeitige Impfung gegen Pertussis, sofern er in den nächsten zehn Jahren engen Kontakt zu Säuglingen haben sollte (was man ja nicht ausschließen kann ...) – damit ist die Kombination T-d-aP-IPV sicher die beste Lösung (die allerdings u.U. nicht voll von den Kassen erstattet wird).

16 Die Impfung gegen Pertussis (Keuchhusten)

Fallbeispiel 15: Pertussisimpfung – indiziert bei Erwachsenen? Impfung trotz durchgemachter Erkrankung?

Eine 22-jährige Kinderkrankenschwester tritt eine neue Stelle an und liest in einem ihr bei der Einstellung ausgehändigten Merkblatt, dass sie sich gegen Pertussis impfen lassen müsse, sofern sie nicht innerhalb der letzten zehn Jahre eine Pertussisimpfung erhalten habe. Sie ist nun etwas verunsichert, denn sie ist zwar niemals gegen Pertussis geimpft worden, könne sich aber erinnern im Alter von fünf oder sechs Jahren Keuchhusten gehabt zu haben. Sie fragt Sie nun um Rat, ob sie denn diese Impfung wirklich brauche. Sie sei doch immun, und außerdem könnten Erwachsene doch wohl keinen Keuchhusten mehr bekommen.

- Wie ist die Immunität der jungen Frau derzeit zu beurteilen?
- Warum ist gerade für sie als Kinderkrankenschwester eine Immunität gegen Pertussis wichtig?
- Gibt es eine Indikation zur Pertussisimpfung bei Erwachsenen?
- Halten Sie in diesem Fall eine Pertussisimpfung für sinnvoll bzw. notwendig?

16.1 Pertussis

Eine Infektion mit dem Keuchhustenerreger Bordetella pertussis (ein gramnegatives Stäbchenbakterium) ist streng auf die Atemwege beschränkt. Kolonisierung und Keimvermehrung finden ausschließlich an den Zilien des respiratorischen Epithels statt, es kommt weder zu einer Gewebsinvasion noch zu einer Bakteriämie. Die Krankheitssymptome werden wahrscheinlich ausschließlich durch die verschiedenen Virulenzfaktoren des Erregers, wie das Pertussis-Toxin, das Filamenthämagglutinin, das Adenylatzyklasetoxin u. a. hervorgerufen.

Die Inkubationszeit des Keuchhustens beträgt ein bis zwei Wochen. Die Erkrankung beginnt mit dem durch uncharakteristischen Husten und subfebrile Temperaturen gekennzeichneten Stadium catharrale, das nach ein bis zwei Wochen in das Stadium convulsivum übergeht. Dieses ist charakterisiert durch die typischen Keuchhustenanfälle, die nachts häufiger als tagsüber auftreten. Sie bestehen aus sich mehrfach wiederholenden heftigen, stakkatoartigen Hustenstößen, die von einem „juchzenden", weithin hörbaren Inspirium unterbrochen werden. Die Zahl der Hustenanfälle schwankt zwischen fünf und 50 innerhalb von 24 Stunden. Bei Säuglingen können anstelle der Hustenanfälle dys- bis apnoische Zustände treten, die nicht selten lebensbedrohende Form annehmen. Das drei bis sechs Wochen andauernde Stadium convulsivum wird schließlich durch das Stadium decrementi abgelöst, in dem innerhalb von zwei bis sechs Wochen die Krankheitserscheinungen allmählich abnehmen und schließlich völlig verschwinden.

Die Erkrankung hinterlässt eine zeitlich begrenzte Immunität, die im Mittel etwa zehn Jahre anhält. Deshalb können auch Jugendliche und Erwachsene erneut infiziert werden; Infektionen mit Bordetella pertussis in dieser Altersgruppe verlaufen meist nicht als typischer Keuchhusten, sondern als oft über Wochen anhaltende Hustenattacken. Auch asymptomatische Keimträger gibt es, die u.U. andere infizieren können.

Komplikationen des Keuchhustens sind die Keuchhusten-Pneumonie, die sich bei Säuglingen meist als Bronchopneumonie manifestiert und gelegentlich tödlich verläuft, und die – allerdings seltene – Keuchhusten-Enzephalopathie, eine toxische Enzephalitis mit hoher Letalität und hoher Defektheilungsquote.

Die Letalität des Keuchhustens wird mit 0,1–4 % angegeben; in Deutschland beträgt sie ca. 0,2 %. Als Spätfolge können Bronchiektasen auftreten.

Die therapeutischen Möglichkeiten sind begrenzt. Makrolide (Clarithromycin, Azithromycin) können die Infektiosität des Erkrankten verringern, jedoch selbst bei sehr frühem Therapiebeginn Schweregrad und Dauer der Infektion nur wenig beeinflussen.

Die Erkrankung wird ausschließlich von Mensch zu Mensch durch Tröpfchen-infektion weitergegeben, wobei die Infektiosität im Stadium catarrhale am höchsten ist. Der Kontagionsindex ist hoch.

Der Keuchhusten ist immer noch eine der häufigsten Infektionskrankheiten des Kindesalters, die besonders Säuglinge gefährdet. Weltweit werden jährlich mit ca. 18 Millionen Erkrankungen und etwa 280 000 Todesfällen gerechnet. In Deutschland betrug die Zahl der jährlichen Erkrankungen zu Beginn der 90er Jahre – vor Einführung der azellulären Pertussisimpfstoffe – noch über 100 000 pro Jahr; derzeit dürfte die jährliche Erkrankungsrate zwischen 20 000 und 40 000 liegen, wobei vor allem ältere Kinder, Jugendliche und Erwachsene betroffen sind.

Wichtigste prophylaktische Maßnahme ist die aktive Impfung. Eine Chemo-prophylaxe mit Makroliden ist innerhalb der ersten Tage nach Exposition ist möglich; sie sollte über 14 Tage fortgeführt werden.

16.2 Pertussisimpfstoff

16.2.1 Zusammensetzung/Herstellung

Der aus formalininaktivierten Pertussisbakterien bestehende Ganzkeimimpf-stoff ist in Deutschland nicht mehr verfügbar. Die so genannten azellulären Vakzinen enthalten verschiedene vorwiegend in der Membran von Bordetella pertussis lokalisierte Antigene, die aus Zellhomogenaten isoliert und gereinigt werden. Alle in Deutschland zugelassenen Impfstoffe enthalten Pertussis-Toxo-id (PT) und filamentöses Hämagglutinin (FHA), einige zusätzlich noch Pertactin (69 kd-Protein, PRN) und Fimbrien-Agglutinogene (FIM) in wechselnder Kombination, adsorbiert an Aluminiumverbindungen (Aluminiumhydroxid, Aluminiumphosphat). Pertussisimpfstoffe sind nur noch in Kombinationsimpfstoffen (mit Tetanus- und Diphtherie-Impfstoff, in der penta- oder hexavalenten Vakzine für Kleinkinder und in den für ältere Kinder, Jugendliche und Erwachsene vorgesehenen Kombinationen mit der Tetanus- und Diphtherie-Komponente mit und ohne Polioimpfstoff erhältlich.

16.2.2 Anwendung

Die Grundimmunisierung umfasst drei Injektionen in vierwöchigen Abständen sowie eine Auffrischimpfung nach einem Jahr, üblicherweise mit einem Kombinationsimpfstoff (penta- oder hexavalenter Impfstoff). Sie sollte im dritten Lebensmonat begonnen werden. Eine Auffrischimpfung ist im Alter von fünf bis sechs Jahren vorgesehen (zusammen mit dem Impfstoff gegen Tetanus und Diphtherie) sowie mit 9–17 Jahren (üblicherweise zehn Jahre nach der vorausgegangenen Impfung) zusammen mit dem Impfstoff gegen Tetanus, Diphtherie uns Poliomyelitis.

16.2.3 Wirksamkeit

Die Impfung kann in 70–90 % der Fälle einen klinisch manifesten Keuchhusten verhindern. Die Dauer des Impfschutzes liegt bei etwa zehn Jahren.

16.2.4 Indikationen

Die Pertussisimpfung ist eine für alle Kinder empfohlene Impfung. Sie wird in Deutschland ab dem dritten Lebensmonat mit dem penta- oder hexavalenten Kombinationsimpfstoff verabreicht. Auffrischimpfungen, ebenfalls mit Kombinationsimpfstoffen (s.o.), sind im Alter von 5–6 und 9–17 Jahren vorgesehen.

Als Kinder nicht gegen Pertussis geimpfte Jugendliche erhalten eine Dosis eines die Pertussiskomponente enthaltenden Kombinationsimpfstoffes. Eine volle Grundimmunisierung darf mit diesen Impfstoffen nicht durchgeführt werden; man geht in diesem Fall davon aus, dass Ungeimpfte im Kindesalter bereits Kontakt mit dem immer noch weitverbreiteten Erreger hatten und die Impfung daher als Auffrischimpfung wirkt.

Darüber hinaus sollten alle Menschen eine Immunität gegenüber Pertussis besitzen, die mit Neugeborenen und Säuglingen Kontakt haben. Als immun gelten Menschen, die innerhalb der letzten zehn Jahre geimpft wurden oder eine mikrobiologisch bestätigte Pertussisinfektion durchgemacht haben. Sofern kein Immunschutz vorliegt, sollten daher folgende Personengruppen geimpft werden:

- Frauen mit Kinderwunsch,
- enge Haushaltskontakte von Neugeborenen (Eltern, Geschwister),
- Betreuer (Tagesmütter, Babysitter, Großeltern).

Weil Pertussisfälle in Deutschland bei Kindern wie Erwachsenen zugenommen haben, sehen die STIKO-Empfehlungen von 2009 vor, dass Erwachsene die nächst fällige Td-Impfung einmalig mit der Pertussiskomponente (als Tdap-Kombination) erhalten sollen.

16.2.5 Kontraindikationen

Für den azellulären Impfstoff gibt es keine absoluten Kontraindikationen, allerdings sollte er bei Kindern mit vorbestehenden neurologischen Grunderkrankungen nur nach strenger Indikationsstellung eingesetzt werden.

16.2.6 Nebenwirkungen

Da es sich immer um einen Kombinationsimpfstoff handelt, lassen sich die Nebenwirkungen der Pertussiskomponente nicht von denen der anderen Impfstoffkomponenten trennen. In den Zulassungsstudien mit monovalenten Vakzinen wurden lokale Reaktionen wie Rötung, Schwellung und Schmerz beschrieben, gelegentlich kamen auch Allgemeinsymptome (Kopf- und Gliederschmerzen, Müdigkeit, Kreislaufbeschwerden) vor. Eine in Einzelfällen beobachtete, aber spezifische Komplikation bei Kleinkindern sind hypoton-hyporesponsive Episoden (ein kurzzeitiger schockähnlicher Zustand, der sich rasch und folgenlos zurückbildet).

Diskussion Fallbeispiel 15: Pertussisimpfung – indiziert bei Erwachsenen? Impfung trotz durchgemachter Erkrankung?

Im Gegensatz zu den meisten andern Kinderkrankheiten hinterlässt eine Infektion mit Bordetella pertussis keine bleibende Immunität – nach durchschnittlich zehn Jahren ist kein sicherer Schutz mehr vorhanden. Trotz ihres Keuchhustens mit fünf oder sechs Jahren ist die junge Dame in unserem Beispiel also jetzt – etwa 16 Jahre später – wahrscheinlich nicht mehr geschützt und kann erneut infiziert werden. Sie wird zwar höchstwahrscheinlich nicht mehr an Keuchhusten erkranken, kann aber durchaus einen oft wochenlangen, quälenden Husten bekommen. Unter Umständen kann die Infektion auch symptomlos bleiben, aber ebenso wie die symptomatische Erkrankung zu einer Übertragung auf andere führen. Als Kinderkrankenschwester ist sie zweifellos einer erhöhten Infektionsgefahr ausgesetzt; vor allem aber muss verhindert werden, dass sie die Infektion auf andere, vor allem Neugeborene und junge Säuglinge, überträgt. Pertussisinfektionen verlaufen bei Kindern im ersten Lebensjahr oft sehr schwer und ihre Infektionsgefahr ist hoch. Erstens gibt es keinen verlässlichen Nestschutz, und zweitens kann selbst nach rechtzeitig und lege artis durchgeführter Pertussisimpfung frühestens im Alter von fünf bis sechs Monaten mit einer belastbaren Immunität gerechnet werden. Deswegen sollten alle, die häufig Kontakt mit Kindern im ersten Lebensjahr haben, gegen Pertussis geimpft sein – und damit natürlich auch unsere Krankenschwester! Nachdem auch der Impfschutz nur etwa zehn Jahre hält, sollte bei entsprechender Indikation die Impfung alle zehn Jahre aufgefrischt werden.

17 Die Impfung gegen Poliomyelitis (Kinderlähmung)

Fallbeispiel 16: Polioimpfung – warum Totimpfstoff statt Lebend- („Schluck"-) Impfstoff? Impfung notwendig für Indienreise? Impfung trotz durchgemachter Erkrankung?

a) Ein 24-jähriger Student sucht Sie zur Impfberatung vor einer 8-wöchigen Indienreise auf. Bei der Kontrolle des Impfpasses stellen Sie fest, dass er einen ausreichenden Impfschutz gegen Tetanus, Diphtherie, Hepatitis A und Typhus hat, dass aber die letzte Polioimpfung 13 Jahre zurückliegt. Sie empfehlen ihm eine Polioauffrischimpfung. Als Sie ihm aber sagen, dass es sich dabei um eine Injektion handelt, erklärt er Ihnen, dass er lieber die Schluckimpfung möchte, an die er sich noch von früher erinnern könne; Impfstoffspritzen, speziell die Tetanusimpfung vor drei Jahren, habe er immer schlecht vertragen.

- Ist für eine Indienreise ein Polioschutz notwendig?
- Warum wird jetzt der Poliototimpfstoff verwendet?
- Kann man eine mit dem Lebendimpfstoff durchgeführte Grundimmunisierung mit dem Totimpfstoff auffrischen?

b) Ein 63-jähriger Journalist kommt zur reisemedizinischen Beratung, weil er eine längere Afrikareise plant. Sie stellen einen Impfplan für ihn auf; die von Ihnen unter anderem vorgesehene Poliomyelitisimpfung lehnt er allerdings ab mit der Begründung, er sei als Kind an Polio erkrankt und damit doch wohl immun.

- Ist eine Polioimpfung in diesem Fall notwendig?

17.1 Poliomyelitis

Über 90 % aller Infektionen mit Poliovirus verlaufen inapparent. In etwa 4–8 % aller Fälle kommt es zu einem nur wenige Tage dauernden uncharakteristischen grippalen Krankheitsbild (abortive Poliomyelitis), an das sich bei 1–2 % aller Infizierten die paralytische Erkrankung anschließen kann; gelegentlich kommt es in dieser Infektionsphase zu einer isolierten aseptischen Meningitis („nichtparalytische Poliomyelitis"). Die paralytische Poliomyelitis weist eine Inkubationszeit von 11–17 Tagen auf; sie beginnt meist mit den Zeichen einer

Menigitis. Ein bis zwei Tage später setzen schlaffe Lähmungen ein, die einzelne Muskelgruppen betreffen, sich aber auch auf alle vier Extremitäten ausdehnen können. Die bulbäre Form der Poliomyelitis betrifft die von den Hirnnerven versorgten Muskelgruppen (weicher Gaumen, Pharynx, Larynx) und führt zu Schluckbeschwerden, Sprachstörungen und Atemnot. In etwa zwei Dritteln aller Fälle führt die paralytische Poliomyelitis zu bleibenden Lähmungen unterschiedlichen Ausmaßes.

Eine Polioinfektion hinterlässt eine lebenslange Immunität, die allerdings stammspezifisch ist.

Wichtigste Komplikation der paralytischen Poliomyelitis sind Atemstörungen, ausgelöst durch Lähmung der Atemmuskeln oder den Befall des Atemzentrums. Gelegentlich wird eine Myokarditis beobachtet. Die Therapie erfolgt symptomatisch, eine kausale Behandlungsmethode gibt es nicht.

Polioviren werden durch direkten Kontakt fäkal-oral (Schmutz-Schmier-Infektion) oder durch Tröpfcheninfektion übertragen. Die Infektion war vor Einführung der Impfung weltweit verbreitet. In dicht bevölkerten tropischen Gebieten mit niedrigem Hygienestandard erfolgte die überwiegende Mehrzahl der Infektionen mit dem ubiquitären Erreger im Säuglings- und Kleinkindesalter noch unter dem Schutz mütterlicher Antikörper. Die Zahl paralytischer Erkrankungen war unter diesen Bedingungen selten, bereits die vierjährigen Kinder waren zu fast 100 % immun. Verbesserung des Hygienestandards führte zu weniger häufigen Kontakten mit dem Erreger und damit zu einer Verschiebung der Erstinfektion in höhere Altersgruppen, die nicht mehr geschützt waren; damit nahm die Frequenz paralytischer Infektionen zu, die nicht selten epidemisch auftraten.

Erst die Einführung der aktiven Impfung vermochte die Polio dauerhaft zurückzudrängen. Ein weltweites Polio-Eradikationsprogramm der WHO strebt eine Ausrottung der Polio durch eine konsequente Impfpolitik an; tatsächlich ist es gelungen, den größten Teil der Welt, darunter Europa, den gesamten amerikanischen Kontinent, und weite Gebiete Asiens und Afrikas poliofrei zu machen. Lediglich Nigeria, Indien, Pakistan und Afghanistan gelten noch als Polio-Endemiegebiete. Von hier gehen immer wieder Einzelinfektionen oder kleinere Ausbrüche in der Umgebung aus, sodass vor allem in Afrika südlich der Sahara immer wieder mit Poliofällen zu rechnen ist *(Abb. 7)*. Weltweit wurden zwischen 2004 und 2008 jährlich etwa 1 200–1 900 Erkrankungen registriert (1 652 im Jahr 2008). In Deutschland nahm die Zahl der Polioerkrankungen von 4 461 Fällen im Jahr 1961, während der letzten großen Polioepidemie vor Einführung der Impfung, auf zwei bis vier Fälle pro Jahr in den achtziger Jahren ab. Die letzten beiden durch einheimische Wildviren verursachten Polioerkrankungen traten 1986 und 1990 auf, die letzten beiden importierten Fälle von Poliomyelitis wurden 1992 erfasst. Danach beobachtete Erkrankungen (1–2 pro Jahr) waren ausnahmslos Fälle von Impfpolio („Vakzine-assoziierte paralytische Poliomyelitis", VAPP; s.u.). Erst als 1998 der Lebendimpfstoff durch den Totimpfstoff ersetzt wurde, verschwanden auch diese Fälle.

Wichtigste Form der Polio-Prophylaxe ist die aktive Impfung.

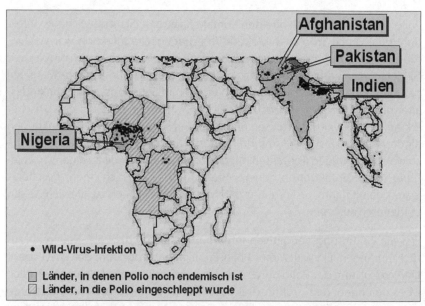

Abb. 7: Poliofälle weltweit. Zwischen Oktober 2008 und März 2009 registrierte Erkrankungsfälle in Ländern, in denen Polio noch endemisch ist, und in benachbarte Länder eingeschleppte Fälle (WHO 2009)

17.2 Impfstoffe gegen Poliomyelitis

Es gibt zwei Impfstoffe gegen Poliomyelitis, einen Lebendimpfstoff (den „Schluckimpfstoff") und einen Totimpfstoff. Der Lebendimpfstoff wird nur noch in wenigen Ländern verwendet, größtenteils im Rahmen der Polio-Eradikationskampagne der Weltgesundheitsorganisation.

17.2.1 Poliolebendimpfstoff

17.2.1.1 Zusammensetzung/Herstellung

Der Poliolebendimpfstoff enthält attenuierte Stämme der drei Poliovirustypen 1, 2 und 3. Alle drei Stämme wurden durch eine Serie von Passagen in Affennierenzellen und die Selektion von Mutanten mit geringer Neurovirulenz in Primaten gewonnen. Jede Impfstoffdosis enthält 10^6, 10^5 und $10^{5,5}$ infektiöse Einheiten der attenuierten Stämme 1, 2 und 3. An Hilfsstoffen sind Antibiotika (Neomycin, Framycetin, Polymyxin B) und Lösungsvermittler bzw. Stabilisatoren wie Polysorbat, Polygelin, Laktalbuminhydrolysat sowie Phenolrot enthalten.

17.2.1.2 Anwendung

Für die Grundimmunisierung im Säuglingsalter wurden zwei Dosen im Abstand von mindestens sechs Wochen verabreicht sowie eine dritte Dosis im zweiten Lebensjahr. Erfolgte die Grundimmunisierung zu einem späteren Zeitpunkt, wurden drei Dosen in einem Mindestabstand von sechs Wochen gegeben. Die dreimalige Impfstoffgabe diente dazu, eine möglichst hohe Immunität gegen alle drei Typen zu erreichen. Eine einmalige Wiederimpfung wurde ab dem zehnten Lebensjahr empfohlen. Der Impfstoff wird oral appliziert.

17.2.1.3 Wirksamkeit

Die Serokonversionsraten bei Kindern nach kompletter Grundimmunisierung liegen bei 100 % für Typ 1 und 2 und zwischen 87 % und 100 % für Typ 3. Neben spezifischen Antikörpern im Serum induziert die orale Poliovakzine auch die Bildung von spezifischen sekretorischen IgA-Antikörpern, die eine ausgeprägte intestinale Immunität vermitteln: Die Virusreplikation im Darm bei erneutem

Kontakt mit dem Erreger wird entweder vollständig unterbunden oder verläuft nur abortiv. Eine immunisierte Person wird bei einem Viruskontakt daher nicht nur nicht erkranken, sondern wird auch das Virus nicht weitergeben; Infektketten werden dadurch unterbrochen.

Alle epidemiologischen Untersuchungen in geimpften Populationen sprechen dafür, dass die komplette Grundimmunisierung in der Mehrzahl der Geimpften eine sehr lang andauernde, möglicherweise lebenslange Immunität induziert. Trotzdem wird eine Auffrischimpfung empfohlen für alle mit dem Lebendimpfstoff Geimpften, bei denen ein besonderes Poliorisiko besteht (z.B. Reise in Polioendemiegebiet, berufliche Exposition) und deren letzte Polioimpfung länger als zehn Jahre zurückliegt.

17.2.1.4 Indikationen

Siehe unten unter „Poliototimpfstoff".

17.2.1.5 Kontraindikationen

Die Poliolebendimpfung darf nicht bei Menschen mit angeborenen oder erworbenen Immundefekten oder unter immunsuppressiver Therapie angewendet werden. Wegen der – wenn auch sehr geringen – Gefahr einer Impfpoliomyelitis oder Impfkontaktpoliomyelitis (siehe unten) wird der Lebendimpfstoff in Deutschland seit 1998 nicht mehr als regulärer Impfstoff empfohlen.

17.2.1.6 Nebenwirkungen

Der Impfstoff wird im Allgemeinen problemlos vertragen. Der Verdacht, durch die Impfung könnte gelegentlich Diarrhoen oder Krampfanfälle ausgelöst werden, ließ sich nie erhärten. Hauptgefahr der Impfung mit Poliolebendimpfstoff ist die – allerdings extrem seltene – Impfpoliomyelitis bzw. die Impfkontaktpoliomyelitis („Vakzineassoziierte paralytische Poliomyelitis", VAPP). Sie kann auftreten nach der Impfung von Menschen mit Immundefekten, bei denen selbst die attenuierten Viren in seltenen Fällen eine paralytische Erkrankung auslösen können, oder durch die Infektion mit Impfviren, die während der Replikation im Darm des Impflings durch eine Rückmutation ihre Pathogenität wiedererlangt haben. Vor allem der Typ 3 weist eine verhältnismäßig hohe Rückmutationsfrequenz auf. Fälle von Impfpoliomyelitis ereigneten sich vorwiegend bei (gesunden) Erstimpflingen und bei Menschen mit Immundefekten, in der Hauptsache Kinder mit Agamma- oder Hypogammaglobulinämie. Fälle von Impfkontaktpoliomyelitis kommen bei Ungeimpften oder nicht vollständig Geimpften, überwiegend Erwachsenen, vor. Die Frequenz einer Impf- bzw. Impfkontaktpoliomyelitis wurde für Deutschland mit 1 : 4,4 Mio. angegeben, dabei war das Risiko nach Verabreichung der ersten Dosis etwa zehnmal größer als nach allen folgenden Dosen *(Abb. 8).*

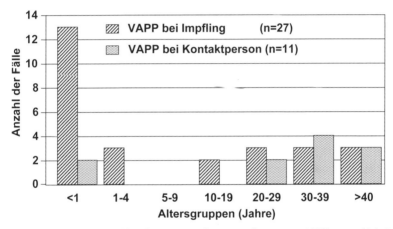

Abb. 8: Impfpolio in Deutschland 1964–96: Altersverteilung von 38 Fällen von Vakzine-assoziierter paralytischer Poliomyelitis (VAPP) (mod. nach Leonhardt et al. 1997)

17.2.2 Poliototimpfstoff

17.2.2.1 Zusammensetzung/Herstellung

Zur Herstellung des Poliototimpfstoffes werden Poliowildviren der drei Typen in Affennierenzellen oder menschlichen diploiden Zellen gezüchtet, konzentriert und gereinigt und anschließend durch Formaldehyd inaktiviert. Die inaktivierten Viren der drei Stämme werden im Verhältnis 40 : 8 : 32 gemischt. Der fertige Impfstoff enthält Polysorbat als Lösungsvermittler.

17.2.2.2 Anwendung

Zur Grundimmunisierung im Säuglings- und Kleinkindesalter werden drei Impfungen im 3., 5. und 12.–15. Monat verabreicht (bei Verwendung einer Impfstoffkombination, die eine Pertussiskomponente enthält, erfolgt eine Impfstoffgabe auch in Monat 4). Eine Grundimmunisierung zu einem späteren Zeitpunkt erfolgt mit zwei Dosen im Abstand von vier bis acht Wochen und einer dritten Dosis nach zwölf Monaten (ein zweiter Hersteller empfiehlt für seinen Impfstoff nur zwei Dosen im Mindestabstand von acht Wochen für eine komplette Grundimmunisierung). Zwischen 11. und 18. Lebensjahr sollte eine Auffrischimpfung erfolgen. Weitere Impfungen (im Zehnjahresabstand) sind bei erhöhtem Poliomyelitisrisiko (Reise in Polioendemiegebiet, berufliche Exposition) indiziert. Der Impfstoff wird subkutan oder intramuskulär appliziert.

17.2.2.3 Wirksamkeit

Bei Impfungen von Säuglingen wird mit zwei Dosen des Impfstoffs bei 100 % aller Impflinge die Bildung schützender Antikörper induziert. Das Beispiel mehrerer Länder wie Schweden, Finnland, Island und die Niederlande, die nur mithilfe der inaktivierten Vakzine die Polio eliminieren konnten, belegt die Wirksamkeit dieses Impfstoffs. Auch mithilfe des Totimpfstoffs ist es möglich, einen „Herdeneffekt" zu erzielen. Auch dieser Impfstoff induziert eine gewisse enterale Immunität, die die Virusreplikation im Darm reduziert oder verhindert. Über die Schutzdauer nach Impfung mit dem derzeit verfügbaren Totimpfstoff liegen keine ausreichenden Erfahrungen vor. Für besonders gefährdete Personen (Aufenthalt in Endemiegebieten) wird daher eine Wiederimpfung nach zehn Jahren empfohlen.

17.2.2.4 Indikationen

Die Polioimpfung ist eine für alle Kinder empfohlene Impfung; eine in der Kindheit nicht durchgeführte Polioimpfung sollte auch beim Erwachsenen nachgeholt werden. Auffrischimpfungen sind für Menschen mit besonderer Poliogefährdung empfohlen, wenn die letzte Polioimpfung länger als zehn Jahre zurückliegt.

17.2.2.5 Kontraindikationen

Spezielle Kontraindikationen gibt es nicht.

17.2.2.6 Nebenwirkungen

Es sind keine Nebenwirkungen bekannt, die über die generell bei einem Totimpfstoff üblichen (lokale Reaktionen an der Impfstelle) hinausgehen.

Diskussion Fallbeispiel 16: Polioimpfung – warum Totimpfstoff statt Lebend- („Schluck"-) Impfstoff? Impfung notwendig für Indienreise? Impfung trotz durchgemachter Erkrankung?

a) Der Lebendimpfstoff gegen Poliomyelitis ist hoch immunogen, induziert eine ausgeprägte enterale Immunität und ist leicht zu applizieren. Deswegen wird er auch heute noch für die Polio-Eradikationskampagne der WHO eingesetzt. Hauptproblem des Impfstoffs ist seine Eigenschaft, durch Rückmutation zum pathogenen Wildtyp eine Impfpolio auszulösen. Dieses Risiko ist extrem gering (1 : 4 Mio.), wird aber bedeutsam, wenn es das Risiko übersteigt, an einer Wildvirusinfektion zu erkranken. Das war in Deutschland wie in den meisten Industrienationen in den 1990er Jahren der Fall. Deshalb wurde 1998 der Lebensimpfstoff durch den Totimpfstoff ersetzt. Der Lebendimpfstoff ist nicht mehr verfügbar. Der junge Mann in unserem Fallbeispiel muss also in den sauren Apfel beißen und sich den Impfstoff injizieren lassen – denn für Indien ist die Impfung unbedingt notwendig. Indien gehört mit Pakistan, Afghanistan und Nigeria zu den Ländern, in denen Polio noch endemisch ist. Auch wenn unser Indienreisender eine Grundimmunisierung mit dem Lebendimpfstoff bekommen hat, kann die Auffrischimpfung problemlos mit dem Totimpfstoff erfolgen.

b) Für eine Reise nach Zentralafrika ist eine Polioimpfung auf jeden Fall angezeigt. Auch wenn nur noch Nigeria als Endemiegebiet gilt, so kommt es doch in den Nachbarstaaten immer wieder zu eingeschleppten Poliofällen und kleinen Ausbrüchen. Aber ist unser Journalist – nach einer durchgemachten Polio in der Kindheit nicht immun? Im Prinzip ja – aber nur gegen den einen Virusstamm, mit dem er infiziert war. Es gibt drei Poliovirusstämme, die keine Kreuzimmunität aufweisen. Gegenüber den zwei anderen ist er also noch empfänglich und sollte daher geimpft werden. Wie der Lebendimpfstoff früher enthält auch der Totimpfstoff alle drei Poliovirusstämme.

18 Die Impfung gegen Haemophilus influenzae Typ b

Fallbeispiel 17: 2-Jährige noch gegen Hib impfen? Hib-Impfung für Erwachsene?

a) Ein rumänisches Ehepaar kommt mit seinem 2½-jährigen Sohn in Ihre Praxis, um den Kleinen impfen zu lassen. Der deutschen Abschrift des Impfbuches entnehmen Sie, dass der Junge vollständig gegen Tetanus, Diphtherie, Pertussis, Polio und Hepatitis B geimpft wurde und unmittelbar nach der Geburt eine BCG-Impfung erhalten hatte. Die Eltern möchten, dass das Kind optimal geschützt wird und alle in Deutschland empfohlenen Impfungen bekommt. Sie schlagen den Eltern vor, gleich die erste MMRV-Impfung zu machen und in vier Wochen den Kleinen gegen Pneumokokken (mit dem 7-valenten Impfstoff) und gegen Meningokokken Typ C zu impfen. Damit hat er alle in Deutschland üblichen Impfungen bekommen – bis auf die Hib-Impfung (die bei uns üblicherweise mit dem fünf- oder sechsfach-Impfstoff im ersten Lebensjahr durchgeführt wird).

- Ist bei dem 2½-jährigen Jungen noch eine Hib-Impfung indiziert?
- Wenn ja: Wie bzw. womit führen Sie sie durch?

b) Und weil wir gerade bei Impfungen außerhalb der üblicherweise empfohlenen Altersgruppen sind: Gibt es auch bei Erwachsenen eine Indikation für die Hib-Impfung?

18.1 Infektion mit Haemophilus influenzae Typ b

Haemophilus influenzae Typ b (Hib) ist ein kurzes, gramnegatives Stäbchenbakterium. Es ist der Erreger verschiedener invasiver Erkrankungen vorwiegend des Kindesalters, von denen die Hib-Meningitis, die Epiglottitis, eine durch Hib hervorgerufene Pneumonie sowie septische Arthritiden die wichtigsten sind. Hib ist nach den Pneumokokken der zweithäufigste Erreger einer Sepsis bei Splenektomierten (OPSI = overwhelming postsplenectomy infection).

Die Hib-Meningitis unterscheidet sich klinisch nicht von anderen bakteriellen Meningitiden. Die Erkrankung setzt meist akut mit hohem Fieber ein, nicht selten nach oder im Verlauf einer Infektion der Atemwege oder einer Otitis media.

Selbst bei frühzeitiger Diagnose und Antibiotikatherapie sterben etwa 5 % aller Kinder mit Hib-Meningitis, 15–30 % der Überlebenden behalten neurologische Schäden unterschiedlichen Ausmaßes.

Eine Epiglottitis entwickelt sich innerhalb von 2–24 Stunden und kann ebenfalls von katarrhalischen Erscheinungen eingeleitet werden. Hauptsymptome sind Schluckbeschwerden, inspiratorischer Stridor, Unruhe, Angst, rasch fortschreitende Schocksymptomatik und hohes Fieber. Die Letalität beträgt bis zu 25 %.

Hib-Pneumonien beginnen meist schleichend, unterscheiden sich aber sonst nicht von Pneumokokkenpneumonien. Septische Arthritiden begleiten häufig extraartikuläre Infektionen und betreffen vorwiegend einzelne Gelenke der unteren Extremitäten.

Bei etwa 90 % aller Hib-Stämme sind Aminopenicilline wirksam. Bei Resistenz werden Cephalosporine (Cefotaxim, Ceftriaxon) oder Makrolide (Azithromycin, Clarithromycin) eingesetzt.

Die Hib-Meningitis war vor Einführung der Impfung in vielen Industrienationen die häufigste Form der bakteriellen Meningitis bei Kindern. 85 % aller invasiven Hib-Infektionen betrafen Kinder, die jünger als fünf Jahre waren. Meningitis und Arthritis fanden sich vor allem bei Kindern in den ersten beiden Lebensjahren, während der Häufigkeitsgipfel für die Epiglottitis zwischen zweitem und viertem Lebensjahr lag. Während durch Hib hervorgerufene Pneumonien eher selten waren, waren die meisten Fälle septischer Arthritis im Kindesalter durch diesen Erreger verursacht. In Deutschland traten vor 1990 1 400–2 000 invasive Hib-Erkrankungen jährlich auf, nach Einführung der Impfung kam es zu einem deutlichen Rückgang der Erkrankungen. Gegenwärtig geht man von weniger als 50 Fällen pro Jahr aus.

Hib findet sich wie die anderen Vertreter der Art Haemophilus influenzae gelegentlich als Bestandteil der normalen Mundflora. Die Übertragung erfolgt durch Tröpfcheninfektion, wobei ein enger Kontakt Voraussetzung ist. Vor Einführung der Impfung waren die meisten Kinder zu bestimmten Zeiten Träger des Erregers, ohne Symptome aufzuweisen, und entwickelten eine spezifische Immunität. Wichtige Faktoren für eine Erkrankung scheinen die Menge der übertragenen Bakterien und gleichzeitige virale Infekte zu sein. Hib kommt nur beim Menschen vor.

Wichtigste Prophylaxemaßnahme ist die aktive Impfung. Für enge Kontaktpersonen eines an einer invasiven Hib-Infektion Erkrankten wird eine Prophylaxe mit Rifampicin empfohlen.

18.2 Haemophilus influenzae Typ b Impfstoff

18.2.1 Zusammensetzung/Herstellung

Der Impfstoff gegen Haemophilus influenzae Typ b Impfstoff besitzt als antigene Komponente Poly-Ribosylribitolphosphat (PRP), das Kapselpolysaccharid des Erregers. Weil Kohlenhydrat-Antigene wenig immunogen sind und vor allem bei Kindern unter 18 Monate keine ausreichende Immunantwort induzieren, wird das PRP chemisch an ein Trägerprotein gekoppelt – bei der in Deutschland verfügbaren Vakzine handelt es sich dabei um Tetanustoxoid. Ein derartiger Konjugatimpfstoff wird wie ein reiner Proteinimpfstoff von T-Zellen und Makrophagen erkannt. Er stimuliert die T-Zell-abhängige Antikörperbildung, induziert einen „switch" der Antikörperklassen mit einer ausgeprägten Bildung von IgG, ruft bei erneuter Applikation Boostereffekte hervor, und ist vor allem auch bereits bei Säuglingen wirksam.

Der Hib-Impfstoff ist in Deutschland nur in Kombination mit Impfstoffen gegen Tetanus, Diphtherie, Pertussis und Poliomyelitis (pentavalenter Impfstoff) oder als hexavalenter Impfstoff verfügbar, der zusätzlich noch die Hepatitis- B-Komponente enthält. Monovalente Impfstoffe für die Impfung von Menschen vor oder nach Splenektomie können aus dem Ausland bezogen werden.

18.2.2 Anwendung

Zur Grundimmunisierung im Säuglingsalter werden die Kombinationsimpfstoffe viermal (im dritten, vierten und fünften Lebensmonat und im zweiten Lebensjahr) verabreicht. Bei Kindern ab dem 2. Lebensjahr, Jugendlichen und Erwachsenen ist nur eine Dosis notwendig.

18.2.3 Wirksamkeit

Die Wirksamkeit der verschiedenen Vakzinen lag in kontrollierten Studien nach drei Dosen zwischen 89 % und 100 %. Einen deutlichen Beleg der Wirksamkeit der Haemophilus influenzae Typ b-Vakzinen liefert das nahezu völlige Verschwinden der Erkrankung in Ländern, in denen konsequent alle Kinder geimpft wurden. Die Schutzdauer liegt nach den bisherigen Untersuchungen bei drei bis fünf Jahren.

18.2.4 Indikationen

Geimpft werden sollten alle Kinder ab drei Monaten bis zum sechsten Lebensjahr; ältere immungesunde Kinder sind durch Hib nicht mehr gefährdet, da sie durch natürlichen Erregerkontakt bereits immun sind.

18.2.5 Kontraindikationen

Kontraindikationen sind nicht bekannt.

18.2.6 Nebenwirkungen

Der monovalente Impfstoff kann gelegentlich zu Lokalreaktionen wie Rötung, Schwellung und Schmerzen im Bereich der Impfstelle führen. Systemische Reaktionen äußern sich in Müdigkeit, Abgeschlagenheit und leichtem Fieber.

Diskussion Fallbeispiel 17: 2-Jährige noch gegen Hib impfen? Hib-Impfung für Erwachsene?

a) Infektionen mit Hib sind in erster Linie für Kinder gefährlich – aber nicht nur für Säuglinge! Zwar kommt die gefürchtete Hib-Meningitis vor allem im ersten und zweiten Lebensjahr vor, kann aber durchaus auch noch später auftreten. Häufiger ist bei den 2- bis 4-Jährigen allerdings die durch Hib hervorgerufene Epiglottitis, die ebenfalls lebensbedrohlich verlaufen kann. Deshalb sollte man Kinder bis zum 5. Lebensjahr gegen Hib impfen. Ab dem zweiten Lebensjahr reicht eine Dosis aus. Das Problem ist: Es gibt in Deutschland keinen monovalenten Hib-Impfstoff mehr (obwohl er noch zugelassen ist)! Dieser Impfstoff kann aber problemlos über jede Apotheke in Deutschland aus dem Ausland (Österreich, Schweiz, Frankreich)

---

bezogen werden. Sie sollten also bei Ihrem Apotheker den Impfstoff bestellen und den Kleinen auch gegen Hib impfen!

b) Ja, es gibt auch für Erwachsene eine Indikation für die Hib-Impfung: Wie alle bekapselten Bakterien werden auch Hib-Erreger durch die Milz aus dem Blut entfernt und unschädlich gemacht. Bei Menschen ohne Milz oder nicht funktionierender Milz fehlt dieser Schutzmechanismus. Eine harmlose Bakteriämie kann in diesem Fall rasch zu einer lebensbedrohlichen Sepsis werden. Häufigste Ursache dieses auch als OPSI-Syndrom („overwhelming postsplenectomy infection syndrom") bezeichneten Geschehens sind Pneumokokken, an zweiter Stelle aber folgen schon Hib-Bakterien. Deshalb sollte diesem Risiko nicht nur durch eine Pneumokokkenimpfung, sondern auch durch eine Impfung gegen Hib (und gegen Meningokokken!) begegnet werden, bei elektiver Splenektomie sinnvollerweise vor dem Eingriff.

19 Die Impfung gegen Hepatitis B

Fallbeispiel 18: Warum impfen wir Säuglinge gegen Hepatitis B? Schutz nach Anti-HBs-Verlust fünf Jahre nach Grundimmunisierung? Vorgehen bei Nonrespondern?

a) Eine junge Mutter kommt mit ihrer drei Monate alten Tochter zur U4 (Früherkennungsuntersuchung im 2.–4. Lebensmonat, in deren Rahmen auch die ersten Impfungen durchgeführt werden). Sie steht Impfungen durchaus positiv gegenüber und möchte ihre Tochter auf jeden Fall impfen lassen. Sie sieht die Notwendigkeit der Impfungen gegen Tetanus, Pertussis, Diphtherie, Poliomyelitis und Hämophilus influenzae Typ b ein, möchte aber nicht, dass ihr Kind auch noch gegen Hepatitis B geimpft wird. Sie habe sich informiert und wisse jetzt, dass die Hepatitis B überwiegend durch Sexualkontakte, durch i.v. Drogenkonsum und im medizinischen Bereich übertragen werde. Ihre Tochter sei also nicht gefährdet und sie verstehe überhaupt nicht, warum schon Säuglinge gegen diese Krankheit geimpft werden müssten. Das Immunsystem werde ja durch die anderen fünf Impfungen schon genug belastet.

Wie stehen Sie zu diesen Aussagen?

* Warum wird die Hepatitis-B-Impfung schon für Säuglinge empfohlen?
* Kann das kindliche Immunsystem durch eine zusätzliche Impfung überlastet werden?

b) Im Rahmen einer betriebsärztlichen Kontrolle findet sich bei einer 29-jährigen Assistenzärztin ein Anti-HBs-Titer von 0. Die junge Frau war fünf Jahre früher regulär gegen Hepatitis B geimpft worden, der Anti-HBs-Titer vier Wochen nach der dritten Impfung betrug laut Eintragung im Impfpass 826 IU/l.

- Wie ist gegenwärtig ihr Hepatitis-B-Schutz zu beurteilen?
- Ist eine Auffrischimpfung indiziert?

c) Ihre 19-jährige Arzthelferin ist vier Wochen nach der dritten Hepatitis-B-Impfung Anti-HBs-negativ.

- Was ist zu tun?

19.1 Hepatitis B

Das Hepatitis-B-Virus wird mit einigen tierpathogenen Verwandten zur Familie der Hepadna-Viren gerechnet. Der Erreger wird ausnahmslos parenteral übertragen. Die Viren befinden sich im Blut und müssen in die Blutbahn des neuen Wirts gelangen, um die Leber zu erreichen. Die Inkubationszeit der Hepatitis B ist mit zwei bis sechs Monaten auffällig lang. Die akute Erkrankung beginnt mit einem unspezifischen Prodromalstadium mit Abgeschlagenheit, allgemeinem Krankheitsgefühl, Fieber, Appetitlosigkeit, gelegentlich Gelenkbeschwerden und Schmerzen im rechten Oberbauch. Nach mehreren Tagen kommt es, oft nach subjektiver Besserung, meist rasch zum Auftreten eines Ikterus, begleitet von einer Dunkelfärbung des Urins und der Entfärbung des Stuhls. Bei komplikationslosem Verlauf klingen Ikterus und Beschwerden nach zwei bis sechs Wochen ab und die Erkrankung heilt folgenlos aus. In diesem Fall hinterlässt die Infektion eine lebenslange Immunität. Im akuten Stadium lässt sich die Hepatitis B nicht von Virushepatitiden anderer Ursache (Hepatitis-A-, C-, D- oder E-Virus) unterscheiden. Klinisch manifeste ikterische Hepatitis-B-Infektionen treten allerdings nur bei 20–35 % aller infizierten Erwachsenen auf, 65–80 % machen die Infektion inapparent oder zumindest anikterisch durch. Bei infizierten Neugeborenen oder Menschen mit Immundefekten ist der Prozentsatz der inapparenten akuten Hepatitis-B-Infektionen noch deutlich höher.

Die wichtigste Komplikation der akuten Infektion ist die fulminante Hepatitis, die in bis zu einem Prozent aller Fälle auftritt.

Die Hauptgefahr einer Hepatitis-B-Infektion stellt aber der Übergang der akuten Infektion in eine chronische Verlaufsform dar, die im Erwachsenenalter in 5–10 % aller Fälle auftritt, bei Neugeborenen dagegen in über 90 % aller Infektionen zu beobachten ist. Etwa 20 % aller chronischen Hepatitis-B-Infektionen weisen einen hohen Aktivitätsgrad auf und führen häufig zu Leberzirrhose und Leberversagen. Chronische Hepatitis-B-Infektionen sind mitverantwortlich für die Entstehung eines Leberzellkarzinoms. Das Risiko eines chronischen Hepatitis-B-Virusträgers, an einem derartigen Tumor zu erkranken, ist ca. 100-fach höher als das eines Menschen ohne Hepatitis-B-Virus-Infektion.

Zur Therapie der chronischen Hepatitis B stehen Interferon-α und die Virostatika Lamivudin, Entecavir, Telbivudin, Adefovir und Tenofovir zur Verfügung. Eine echte Heilung im Sinne einer Serokonversion von HBsAg zu Anti-HBs ist damit allerdings nur in 5–10 % aller Fälle zu erreichen; Teilerfolge wie dauerhafte Absenkung der Viruslast im Serum, Normalisierung der Transaminasen und Abnahme der entzündlichen Aktivität in der Leber können in etwa der Hälfte aller Patienten erzielt werden. Eine kausale Behandlung der unkomplizierten akuten Hepatitis B ist derzeit nicht üblich, fulminante Hepatitis-B-Infektionen konnten allerdings in einer Pilotstudie erfolgreich mit Lamivudin therapiert werden.

Prinzipielle Übertragungsmechanismen des Hepatitis-B-Virus sind die direkte Inokulation, wie sie etwa im medizinischen Bereich durch Verletzungen mit kontaminierten Kanülen oder anderen spitzen oder scharfen Gegenständen vorkommen, das Aufbringen von virushaltigem Material auf verletzte Hautstellen oder Schleimhautkontakt mit virushaltigem Blut oder blutigen Sekreten. Schleimhäute weisen immer minimale Läsionen auf, die dem Virus den Eintritt in die Blutbahn gestatten. Die Infektionsmöglichkeit durch Schleimhautkontakt erklärt auch, warum die Hepatitis B durch Sexualkontakt übertragen wird, zweifellos einer der wichtigsten Übertragungswege in Ländern mit niedriger Hepatitis-B-Durchseuchung. Schließlich kann eine Hepatitis-B-Infektion während oder kurz vor der Geburt von der akut oder chronisch infizierten Mutter auf das Neugeborene übergehen. Diese perinatale Infektion spielt vor allem in Ländern mit hoher Hepatitis-B-Durchseuchung eine große Rolle.

Die Hepatitis B ist weltweit verbreitet. Hohe Durchseuchungsraten werden in Zentral- und Südafrika, Südostasien und weiten Teilen Südamerikas beobachtet, wo 10 % und mehr der Bevölkerung Virusträger sind. In den Industrienationen West- und Mitteleuropas, den USA und Kanada gilt die Hepatitis B aufgrund ihrer parenteralen Übertragungsweise als Erkrankung bestimmter Risikogruppen. Besonders gefährdet sind medizinisches und zahnmedizinisches Personal, Patienten, die häufig Blut oder Blutprodukte bekommen, Dialysepatienten, aber auch männliche Homosexuelle, Drogenabhängige und Prostituierte. Man sollte aber nicht außer Acht lassen, dass in diesen Gruppen die Hepatitis B zwar häufiger als in der Allgemeinbevölkerung auftritt, dass die Mehrzahl der Infektionen aber aufgrund der häufigen sexuellen Übertragung bei Personen stattfindet, die keiner dieser „klassischen" Risikogruppen angehören. Das zeigt sich auch in der typischen Altersverteilung der akuten Hepatitis B in Deutschland *(Abb. 9)*.

Zur Prophylaxe der Hepatitis B stehen sowohl die passive als auch die aktive Immunisierung zur Verfügung.

Erkrankungen /100.000 Einwohner

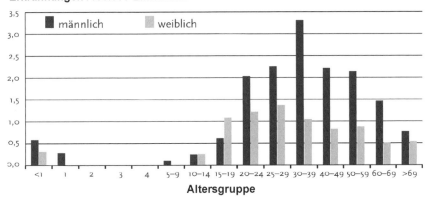

Abb. 9: Gemeldete Erkrankungsfälle an akuter Hepatitis B in Deutschland nach Alter und Geschlecht im Jahr 2007 (Rober Koch-Institut: Infektionsepidemiologisches Jahrbuch für 2007, Berlin 2008)

19.2 Hepatitis-B-Impfstoff

19.2.1 Zusammensetzung/Herstellung

Der Hepatitis-B-Impfstoff besteht aus HBsAg, dem Hauptoberflächenprotein des Hepatitis-B-Virus (HBV). Der Impfstoff der ersten Generation wurde aus dem Plasma chronischer Virusträger hergestellt. Dazu wurden die so genannten 22 nm-Partikel, die nur aus HBsAg bestehen und nicht infektiös sind, aus Plasma isoliert und an Aluminiumhydroxid adsorbiert. Dieser so genannte Plasmaimpfstoff ist heute durch den gentechnisch hergestellten Hepatitis-B-Impfstoff ersetzt. Er besteht ebenfalls aus HBsAg, das aber aus gentechnisch veränderten Hefezellen gewonnen wird *(Abb. 10)*. Zu seiner Herstellung wurde das für das HBsAg kodierende Gen zusammen mit genetischen Steuerelementen, die eine Expression des Gens erlauben, in ein Hefeplasmid eingesetzt. Mit dem modifizierten Plasmid wurden Zellen der Bäckerhefe (Saccharomyces

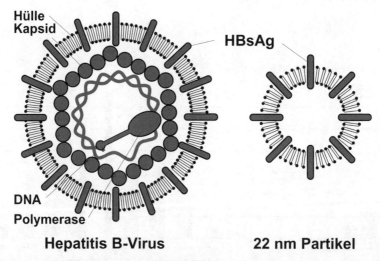

Hepatitis B-Virus　　　　　　**22 nm Partikel**

Abb. 10: Impfstoff gegen Hepatitis B. Hepatitis-B-Virus (links) und 22 nm-Partikel (rechts). Die 22 nm-Partikel bestehen nur aus einer Lipidmembran mit HBsAg, dem Oberflächenprotein des Virus. Die gentechnisch hergestellten Partikel werden gereinigt und an Aluminiumverbindungen adsorbiert

cerevisiae) stabil transfiziert. Die gentechnisch veränderten Zellen produzieren HBsAg ebenfalls in Form sphärischer Partikel, die gereinigt und an Aluminium-verbindungen adsorbiert werden. Morphologisch sind die in Hefe produzierten Partikel nicht von den aus Plasma gewonnenen zu unterscheiden, weisen allerdings keine Kohlenhydratseitenketten auf. Der Impfstoff enthält HBsAg des Genotyps A2, der im nördlichen Europa und den USA vorherrscht. Er schützt aber auch vor den anderen Genotypen B-H.

Hepatitis-B-Impfstoffe gibt es in unterschiedlichen Dosierungen für Kinder und Erwachsene sowie einer noch höheren Dosis für Dialysepatienten. Daneben sind sie enthalten in Kombinationen mit Hepatitis-A-Impfstoff und mit den Impfstoffen gegen Tetanus, Diphtherie, Pertussis, Hämophilus influenzae Typ b und Poliomyelitis zur Grundimmunisierung von Säuglingen und Kleinkindern. Speziell für Dialysepatienten ist ein Impfstoff mit dem Adjuvans Monophosphoryl Lipid A (MPL A) verfügbar.

19.2.2 Anwendung

Die Grundimmunisierung besteht aus drei Impfungen zum Zeitpunkt 0, nach vier Wochen und sechs Monaten. Ein Alternativschema verwendet vier Impfungen, von denen die ersten drei jeweils mit vierwöchigem Abstand verabreicht werden, die Vierte nach einem Jahr. Mit diesem Schema, das für die Grundimmunisierung der Säuglinge und Kleinkinder mit dem hexavalenten Impfstoff empfohlen wird, lässt sich eine etwas höhere Serokonversionsrate in den ersten Monaten der Grundimmunisierung erreichen.

Der Impfstoff wird intramuskulär injiziert. Eine subkutane Injektion, etwa bei Patienten mit Blutungsneigung (Hämophilie) oder Antikoagulantienbehandlung ist möglich, ist aber mit etwas stärkeren lokalen Reaktionen verbunden.

Falls der Verdacht auf eine Hepatitis B in der Vorgeschichte des Impflings besteht, sollte eine Untersuchung auf Anti-HBc durchgeführt werden. Fällt der Test positiv aus (bei ausgeheilter, chronischer oder akuter Hepatitis B), ist eine Impfung nicht angezeigt.

Die Frage nach Notwendigkeit und Zeitpunkt einer Wiederimpfung ist noch nicht endgültig beantwortet. Der Schutz vor *Infektion* ist an das Vorhandensein von Anti-HBs in Konzentrationen über 10 IU/l gebunden. Der Anti-HBs-Spiegel sinkt bei 30–50% aller Geimpften innerhalb von zehn Jahren auf nichtmessbare Werte ab; damit besteht kein Schutz vor Infektion mehr. Allerdings sind erfolgreich Geimpfte auch nach Verschwinden der Antikörper vor einer Erkrankung und einer nennenswerten Virämie geschützt. Die Impfung induziert nämlich neben spezifischen Antikörpern auch ein ausgeprägtes immunologisches Gedächtnis, das im Falle einer Infektion durch die in der Leber einsetzende Virusproduktion sofort zu einer ausgeprägten humoralen und zellulären Immunantwort führt. Die beginnende Infektion wird dadurch rasch zum Stehen gebracht und das Virus eliminiert. Bisherige Untersuchungen sprechen dafür, dass das immunologische Gedächtnis wenigstens 15 Jahre lang persistiert.

Die deutschen Empfehlungen zur Wiederimpfung beziehen die Wirkung des immunologischen Gedächtnisses mit ein. Sie sehen bei Menschen mit erhöhtem Hepatitis-B-Risiko eine quantitative Anti-HBs-Bestimmung vier bis acht Wochen nach der dritten Impfung – dem Zeitpunkt der maximalen Anti-HBs-Konzentration – vor. Bei Anti-HBs-Werten von 100 IU/l oder höher wird eine Auffrischimpfung nach zehn Jahren empfohlen (ohne zwischenzeitliche Kontrollen). Wird dieser Wert nicht erreicht, sollte sofort eine weitere Impfung vorgenommen und erneut getestet werden.

19.2.3 Wirksamkeit

Etwa 95 % aller immunologisch gesunden Impflinge bilden auf die Impfung spezifische Antikörper (Anti-HBs). Erfolgreich geimpfte Personen sind zu nahezu 100 % vor einer Infektion bzw. Erkrankung geschützt; ein sicherer Schutz besteht allerdings erst nach der letzten Impfung der Grundimmunisierung. Auch unter den gesunden, immunologisch unauffälligen Personen sprechen etwa 5 % nicht auf die Hepatitis-B-Impfung an („Nonresponder"). Wichtigster Grund dafür ist das Alter – die Serokonversionsraten bei über 60-Jährigen betragen weniger als 80 %. Daneben spielen auch genetische Faktoren eine Rolle. In diesen Fällen sind weitere Impfungen indiziert, die in einem Mindestabstand von etwa drei Monaten durchgeführt werden sollten. Mit drei zusätzlichen Impfungen lassen sich über die Hälfte der Nonresponder doch noch zur Serokonversion bringen.

Nonresponder sind nicht gegen Hepatitis B geschützt. Im Falle eines Kontaktes mit dem Erreger, z.B. durch Verletzung mit einer kontaminierten Kanüle, muss umgehend eine passive Immunisierung durchgeführt werden.

Eine Impfung gegen Hepatitis B schützt auch vor einer Hepatitis Delta, deren Erreger für Infektion und Vermehrung auf die Mithilfe des Hepatitis-B-Virus angewiesen ist.

19.2.4 Indikationen

Die Hepatitis-B-Impfung ist für alle Kinder ab dem 3. Lebensmonat empfohlen. Darüber hinaus ist sie für alle bislang ungeimpften Personen mit erhöhtem Infektionsrisiko angezeigt und für alle, die im Falle einer Infektion mit einem besonders schweren Verlauf bzw. mit einer chronischen Infektion rechnen müssen (chronisch Leberkranke, Immunsupprimierte) *(Tab. 13)*. Indiziert ist die Impfung außerdem für Neugeborene chronisch mit Hepatitis B infizierter Mütter, in der Regel in Verbindung mit der passiven Immunisierung.

Tabelle 13: Indikationen zur Hepatitis-B-Impfung

I. Erhöhtes Hepatitis-B-Risiko
Kontakt mit Patienten bzw. Blut
Häufige invasive Eingriffe, Übertragung von Blut, Blutbestandteilen
Enger Kontakt mit HBsAg-Trägern in Familie, Wohngemeinschaft, Gemeinschaftseinrichtungen
Patienten in psychiatrischen Einrichtungen oder vergleichbaren Fürsorgeeinrichtungen
Sexualkontakt zu HBsAg-Trägern
Homosexuell aktive Männer, Prostituierte
Drogenabhängige, länger einsitzende Strafgefangene
Reisen in Regionen mit hoher Hepatitis-B-Prävalenz
II. Erhöhtes Krankheits-Risiko
Chronische Lebererkrankungen
Immunsuppression

b) Die junge Kollegin hat keine spezifischen Antikörper mehr und damit auch keinen Schutz mehr vor Infektion. Nach Kontakt mit Hepatitis-B-Virus – etwa durch eine Nadelstichverletzung – würde sie also infiziert werden. Sie würde aber sicher nicht erkranken, denn durch ihr initiales Ansprechen auf die Impfung hat sie auch ein verlässliches immunologisches Gedächtnis erworben, das im Rahmen einer anamnestischen Reaktion die in der Leber anlaufende Infektion sozusagen im Keim erstickt und damit eine Erkrankung sicher verhindert. Deswegen besteht auch kein Grund, sie vor Ablauf von zehn Jahren wieder zu impfen (außer den Kosten spricht aber natürlich auch nichts dagegen!).

c) Bei etwa 5 % aller gesunden Menschen geht die Hepatitis-B-Grundimmunisierung nicht an. Diese Menschen bilden kein Anti-HBs und sind daher auch nicht vor einer Infektion geschützt. Sie sollten zusätzliche Impfungen erhalten: Mit drei weiteren Impfungen besteht eine über 50%ige Chance, sie doch noch zur Serokonversion zu bringen.

20 Die Impfung gegen Pneumokokken

Fallbeispiel 19: Warum impfen wir alle Säuglinge gegen Pneumokokken? Warum gibt es für Säuglinge einen eigenen Pneumokokkenimpfstoff? Pneumokokkenimpfung trotz durchgemachter Pneumokokkenpneumonie?

a) Eine junge Mutter, deren zwei Monate alte Tochter zum ersten Mal geimpft werden soll, ist überrascht, dass nun auch eine Impfung gegen Pneumokokken vorgesehen ist. Sie hat davon noch nie gehört und möchte nun von Ihnen wissen, warum denn diese Impfung jetzt empfohlen wird und ob sie unbedingt notwendig ist.

- Warum wird die Pneumokokkenimpfung seit 2006 für **alle** Säuglinge und Kleinkinder empfohlen?
- Welche Erkrankungen kann die Impfung verhindern?
- Wie groß ist das Risiko einer schweren Pneumokokkeninfektion im Kindesalter?

b) Ein zwei Monate alter Säugling erhält die ersten Impfungen. Sie spritzen den Sechsfachimpfstoff in den linken M. vastus lateralis, den Pneumokokkenimpfstoff in den rechten. Als sie die leere Spritze weglegen wollen, bemerken Sie, dass Ihnen die Sprechstundenhilfe statt des für Kinder vorgesehenen 10-valenten Pneumokokkenimpfstoffs den für Erwachsene benutzten 23-valenten Pneumokokkenimpfstoff gegeben hat.

- Wodurch unterscheidet sich der 10-valente Pneumokokkenimpfstoff von dem 23-valenten Impfstoff?
- Warum gibt es für die Impfung von Säuglingen und Kleinkindern einen eigenen Impfstoff?
- Was ist durch die Verabreichung des „falschen" Pneumokokkenimpfstoffs zu erwarten?
- Müssen Sie irgendwelche Notfallmaßnahmen ergreifen?

c) Sollte ein 67-jähriger, leicht herzinsuffizienter Patient, der vor zwei Jahren eine Pneumokokkenpneumonie durchgemacht hat, eine Pneumokokkenimpfung erhalten?

20.1 Pneumokokkeninfektionen

Erreger der Species Streptococcus pneumoniae („Pneumokokken") existieren in über 90 Kapselserotypen. Sie sind verantwortlich für Infektionen der Atemwege und der angrenzenden Höhlen. Typische Erkrankungen sind Otitis media, Sinusitis, Konjunktivitis und Pneumonie. Gelangen die Erreger in die Blutbahn, resultieren invasive Erkrankungen: Meningitis, Pneumonie und Sepsis.

Pneumokokken sind gegenüber Penicillin, Erythromycin und Tetracyclinen empfindlich. Mittel der ersten Wahl ist immer noch Penicillin, allerdings nehmen auch in Deutschland die Resistenzen gegen Penicilline, aber auch Makrolide zu.

Bei 5–10 % gesunder Erwachsener und 20–40 % gesunder Kinder finden sich Pneumokokken als Bestandteil der normalen Flora des Nasopharynx. Lokale oder systemische Abwehrschwächen, etwa durch vorausgegangene Infekte, ermöglichen dem Erreger die Vermehrung in anderen Bereichen des Organismus („endogene Infektion") und führen zu lokalen Erkrankungen und invasiven

Infektionen. Invasive Pneumokokkeninfektionen weisen Gipfel in den ersten beiden Lebensjahren und bei älteren Patienten auf *(Abb. 11, 12)*. Risikofaktoren sind neben dem Alter chronische Grundleiden (chronische Herz-Kreislauferkrankungen, Diabetes mellitus, Leberzirrhose, Krankheiten der Nieren, der Milz, der blutbildenden Organe, Immundefekte) und Asplenie. Bei Kindern unter fünf Jahren muss man in Deutschland mit jährlich 400–450 invasiven Erkrankungen rechnen, davon etwa 160 Fälle von Meningitis, von denen ca. 20 tödlich enden, etwa 40 führen zu bleibenden Schäden. Mehrere Tausend Fälle invasiver Erkrankungen ereignen sich jedes Jahr bei älteren Menschen (> 60 Jahre).

Die Prophylaxe einer Pneumokokkeninfektion bei besonders gefährdeten Menschen ist möglich durch die rechtzeitige aktive Immunisierung.

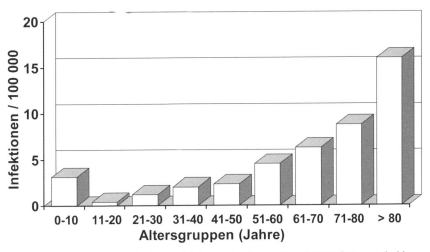

Abb. 11: Invasive Pneumokokkeninfektionen in Deutschland (NRZ f. Streptokokken, Aachen; Stat. Bundesamt)

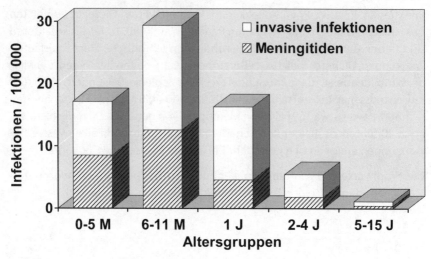

Abb. 12: Invasive Pneumokokkeninfektionen in Deutschland in der Altersgruppe der 0-15jahrigen von 1997–2003 (Epidem Bull 2006/31)

20.2 Pneumokokkenimpfstoff

Es gibt zwei Arten von Impfstoff gegen Pneumokokken. Beide sind Totimpfstoffe und enthalten als wirksame Antigene Polysaccharide der Bakterienkapsel, die in einem der beiden Impfstoffe an Protein konjugiert sind („Konjugatimpfstoff"). Beide Impfstoffe induzieren die Bildung von Antikörpern gegen die Kapselpolysaccharide; diese vermitteln einen verlässlichen Schutz durch Erleichterung der Aufnahme und der Abtötung der Erreger durch Makrophagen.

20.2.1 Konjugatimpfstoff

20.2.1.1 Zusammensetzung/Herstellung

Die Konjugatimpfstoffe enthalten die Kapselpolysaccharide von sieben bzw. zehn Pneumokokkentypen. Jedes dieser Moleküle des 7-valenten Impfstoffs ist kovalent an ein Molekül einer nichttoxischen Variante des Diphtherietoxins

(CMR$_{197}$-Protein) gekoppelt. Mit diesem Impfstoff werden etwa 70 % der in Mitteleuropa bei Kleinkindern vorkommenden Pneumokokkeninfektionen erfasst. Der 10-valente Impfstoff enthält Kapselpolysaccharide, von denen zwei an Tetanustoxoid bzw. Diphtherietoxoid gekoppelt sind, die restlichen sind an Protein D von nicht-typisierbarem Haemophilus influenzae konjugiert. Der Impfstoff deckt ca. 85 % aller bei Kindern in Deutschland auftretenden Pneumokokkentypen ab.

20.2.1.2 Anwendung

Beide Impfstoffe sind zugelassen für Kinder bis zu fünf Jahren. Säuglinge erhalten ab dem 3. Lebensmonat drei Impfungen in monatlichen Abständen und eine 4. Dosis im 2. Lebensjahr. Bei Impfbeginn nach dem 6. Monat werden zwei Dosen im Monatsabstand und eine 3. nach sechs Monaten (im 2. Lebensjahr) verabreicht. Kinder im 2. Lebensjahr erhalten nur zwei Dosen im Mindestabstand von zwei Monaten; ab dem 3. Lebensjahr ist eine Dosis ausreichend.

20.2.1.3 Wirksamkeit

Invasive Infektionen durch die im Impfstoff enthaltenen Serotypen werden zu 77–97 % verhütet. Nach Einführung der generellen Impfung in den USA sank die Inzidenz invasiver Infektionen durch diese Serotypen bei unter 5-Jährigen um über 98 %. Eine finnische Studie zeigte einen Rückgang der Otitis media im geimpften Kollektiv um knapp 60 %.

20.2.1.4 Indikationen

Die Impfung mit dem Konjugatimpfstoff ist in Deutschland für alle Kinder ab dem 3. Lebensmonat empfohlen. Nicht als Säuglinge geimpfte Kinder unter fünf Jahren sollten Konjugatimpfstoff erhalten bei Immundefekten, schweren chronischen Krankheiten, funktioneller oder anatomischer Asplenie und vor Transplantationen.

20.2.1.5 Kontraindikationen

Spezifische Kontraindikationen gibt es nicht.

20.2.1.6 Nebenwirkungen

Neben den für alle Totimpfstoffe üblichen lokalen und systemischen Reaktionen kommt es gelegentlich zu verstärkter Druckschmerzhaftigkeit der Impfstelle nach Wiederholungsimpfung. Sehr selten sind allergische Reaktionen. In Einzelfällen wurden hypoton-hyporesponsive Episoden (ein kurzzeitiger schockähnlicher Zustand, der sich rasch und folgenlos zurückbildet) beobachtet.

20.2.2 Reiner Polysaccharidimpfstoff

20.2.2.1 Zusammensetzung/Herstellung

Der reine Polysaccharidimpfstoff besteht aus den Kapselpolysacchariden der 23 häufigsten Pneumokokkentypen und deckt damit 85–90 % aller bei Erwachsenen in Mitteleuropa vorkommenden Pneumokokkeninfektionen ab.

20.2.2.2 Anwendung

Der Impfstoff wird in einmaliger Dosierung zu 0,5 ml intramuskulär appliziert. Eine einmalige Wiederimpfung wird für Patienten mit fortdauernder Gefährdung (Menschen mit Immundefekten oder chronischen Nierenkrankheiten) empfohlen (bei Erwachsenen nach fünf, bei Kindern nach drei Jahren).

20.2.2.3 Wirksamkeit

Die Impfung wirkt in erster Linie gegen invasive Pneumokokkenerkrankungen. Trotz einiger negativer Berichte gilt ihre Wirksamkeit heute als gesichert. Mehr als 80 % aller Geimpften weisen einen wenigsten zweifachen Anstieg spezifischer Antikörper auf. In der überwiegenden Mehrzahl aller Studien konnten invasive Infektionen in > 50 % verhindert werden.

20.2.2.4 Indikationen

Die Impfung ist indiziert für Personen ab dem 60. Lebensjahr, außerdem bei allen Personen ab dem vollendeten zweiten Lebensjahr mit Immundefekten, schweren chronischen Krankheiten, funktioneller oder anatomischer Asplenie und vor Transplantationen.

20.2.2.5 Kontraindikationen

Spezielle Kontraindikationen gibt es nicht. Wiederimpfungen sollten nicht durchgeführt werden bei heftigen Reaktionen auf die erste Impfung.

20.2.2.6 Nebenwirkungen

Bei etwa 50 % aller Impflinge treten Nebenwirkungen auf wie Rötung und Schmerz an der Impfstelle. Fieber, Myalgien und stärker ausgeprägte Lokalreaktionen sind selten. Sie treten bei Wiederimpfungen häufiger auf, vor allem, wenn diese vor Ablauf von fünf Jahren durchgeführt werden. Selten kommt es zu Überempfindlichkeitsreaktionen (Urtikaria, Serumkrankheit). In Einzelfällen wurde über allergische Sofortreaktionen (anaphylaktischer Schock) berichtet.

Diskussion Fallbeispiel 19: Warum impfen wir alle Säuglinge gegen Pneumokokken? Warum gibt es für Säuglinge einen eigenen Pneumokokkenimpfstoff? Pneumokokkenimpfung trotz durchgemachter Pneumokokkenpneumonie?

a) Wir müssen in Deutschland in der Gruppe der unter 5-jährigen Kinder mit 400–450 invasiven Pneumokokkeninfektionen (Pneumonie, Meningitis, Sepsis) rechnen. Etwa 20 Kinder sterben jedes Jahr, ca. 40 tragen bleibende Schäden davon. Nach Einführung des konjugierten Pneumokokkenimpfstoffs wurde die Impfung zunächst nur für Kinder mit erhöhtem Risiko für eine invasive Pneumokokkeninfektion empfohlen. Der Erfolg dieser Strategie war aber sehr gering (vor allem auch, weil eventuelle Risiken bei jungen Säuglingen noch nicht erkennbar sind). Einzige Möglichkeit, schwere Pneumokokkeninfektionen in dieser Altersgruppe sicher zu verhindern, ist die Impfung **aller** Kinder.

b) Die für die Impfung im Säuglingsalter ausgelegten Pneumokokkenimpfstoffe enthalten Kapselpolysaccharide der sieben bzw. zehn in dieser Altersstufe häufigsten Pneumokokkentypen, die kovalent an ein Protein gekoppelt sind. Diese Impfstoffe wirken auch bei unter 2-jährigen Kindern, deren Immunsystem auf den reinen 23valenten Polysaccharidimpfstoff noch nicht reagiert. Die versehentliche Verabreichung des reinen Polysaccharidimpfstoffs an den Säugling hat also wahrscheinlich keinen Effekt (auch keinen Negativen!). Als einzige Konsequenz dieses Falles muss die Gabe des „richtigen" Impfstoffs nachgeholt werden.

c) Der Patient hat aufgrund seiner Pneumokokkenpneumonie wohl eine Immunität gegen den Pneumokokkenstamm, mit dem er infiziert war, aber nicht gegen die über 80 anderen Stämme. Er sollte auf jeden Fall geimpft werden!

---

21 Die Impfung gegen Meningokokken

Fallbeispiel 20: Warum impfen wir alle Kleinkinder gegen Meningokokken? Meningokokkenimpfung als Reiseimpfung?

a) Ein Vater bringt seinen zwölf Monate alten Sohn zur Vorsorgeuntersuchung (U6), bei der auch die anstehenden Impfungen durchgeführt werden sollen. Sie erklären ihm, dass Sie dem Kleinen heute die Sechsfachimpfung und die Impfung gegen Masern, Mumps, Röteln und Varizellen verabreichen werden, und dass er in vier Wochen noch die Impfung gegen Meningokokken bekommen soll. Davon hat der Vater noch nie etwas gehört und möchte genau wissen, weshalb diese Impfung jetzt eingeführt worden sei.

* Warum wird die Meningokokkenimpfung seit 2006 für alle Säuglinge und Kleinkinder empfohlen?
* Welche Erkrankungen kann die Impfung verhindern?
* Wie groß ist das Risiko einer schweren Meningokokkeninfektion im Kindesalter?

b) Ein Medizinstudent wird in einem Kinderkrankenhaus im Norden Ghanas für vier Wochen famulieren. Bei der Impfberatung taucht auch die Frage einer Impfung gegen Meningokokken auf.

* Besteht eine Indikation für eine Meningokokkenimpfung?
* Wenn ja: mit welchem Impfstoff?

21.1 Meningokokkeninfektionen

Meningokokken (Neisseria meningitidis) sind gramnegative Diplokokken. Sie besitzen eine Polysaccharidkapsel, die für ihre Virulenz verantwortlich ist. Antigene der Kapsel erlauben eine Einteilung in verschiedene Serogruppen, von denen die Gruppen A, B, C, Y und W135 die größte Bedeutung haben.

Meningokokken sind die häufigsten Erreger einer eitrigen Meningitis, können aber auch eine foudroyant verlaufende akute Sepsis mit Nebennierenversagen und Kreislaufzusammenbruch auslösen (Waterhouse-Friderichsen-Syndrom). Sie siedeln im Nasen-Rachenraum des Menschen. Etwa 10 % der Bevölkerung sind vorübergehend asymptomatische Keimträger. Erkrankungen werden begünstigt durch Erstkontakt mit dem Erreger und vorausgegangene, meist virale Infekte des Respirationstrakts.

Epidemieartige Ausbrüche sind häufig vor allem im sogenannten Meningitis-gürtel Afrikas, der südlich der Sahara vom Sudan bis zum Senegal reicht. Sie werden vorwiegend durch die Serogruppe A hervorgerufen. In Europa und den USA tritt die Erkrankung eher sporadisch auf. Hier ist sie vor allem eine Erkrankung der Kleinkinder unter fünf Jahren mit einem Erkrankungsgipfel im ersten Lebensjahr und einem weiteren kleinen Altersgipfel zwischen 15 und 19 Jahren *(Abb. 13)*. In Deutschland werden 600–800 Fälle pro Jahr gemeldet. 70–75 % der isolierten Stämme gehören der Serogruppe B an, ca. 20–25 % sind durch die Serogruppe C verursacht *(Abb. 14)*. An Serogruppe-C-Infektionen erkranken jährlich in Deutschland etwa 230 Menschen – überwiegend Kleinkinder – ca. 25 davon sterben, etwa die gleiche Zahl trägt bleibende Schäden davon.

Die Therapie von Meningokokkeninfektionen erfolgt mit Penicillin (Mittel der ersten Wahl). Alternativ kommen Cephalosporine der Gruppe 3 (z.B. Cefotaxim oder Ceftriaxon) infrage.

Erkrankungen/100.000 Einwohner

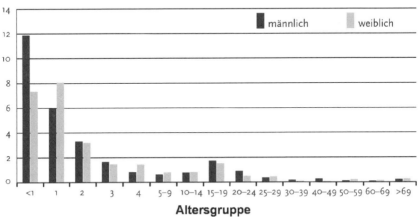

Abb. 13: Meningokokken-Erkrankungen in Abhängigkeit vom Alter/Deutschland 2007 (Rober Koch-Instiut: Infektionsepidemiologisches Jahrbuch für 2007, Berlin 2008)

119

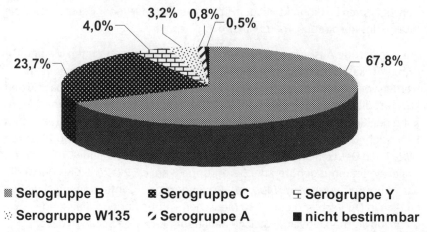

■ **Serogruppe B**   ▩ **Serogruppe C**   ⊑ **Serogruppe Y**

∷ **Serogruppe W135**   ◿ **Serogruppe A**   ■ **nicht bestimmbar**

Abb. 14: Meningokokken-Erkrankungen: Serogruppenverteilung (n = 376) Deutschland 2007 (Rober Koch-Institut: Infektionsepidemiologisches Jahrbuch für 2007, Berlin 2008)

21.2 Meningokokkenimpfstoffe

Alle Impfstoffe enthalten *Polysaccharide bzw. Polysaccharidderivate der Bakterienkapsel* der verschiedenen Serogruppen, allein oder gekoppelt an Trägerproteine. Die dagegen gebildeten Antikörper führen zu komplementvermittelter Bakteriolyse und Erleichterung der Phagozytose der Erreger. Verfügbar sind *konjugierte Impfstoffe gegen die Serogruppe C* und reine *Polysaccharidimpfstoffe gegen die Serogruppen A und C bzw. A, C, Y und W135*. Versuche, einen Polysaccharidimpfstoff gegen Meningokokken der Gruppe B zu entwickeln, scheiterten bisher. Präparationen des Kapselpolysaccharids von Gruppe B, die auf die gleiche Weise hergestellt wurden wie die als Impfstoff verwendeten Präparationen der Gruppen A, C, Y und W-135 erwiesen sich als nahezu unwirksam. Ein möglicher Grund dafür könnte die Antigenverwandtschaft dieser Verbindung mit während der Ontogenese auftretenden fetalen Antigenen und eine darauf beruhende Toleranzentwicklung sein. Impfstoffe gegen Gruppe B Meningokokken auf Proteinbasis sind gegenwärtig in der klinischen Prüfung.

21.2.1 Konjugierter Impfstoff gegen Meningokokken der Serogruppe C

21.2.1.1 Zusammensetzung/Herstellung

Impfstoffe gegen Serogruppe C enthalten das Kapselpolysacccharid bzw. daraus abgeleitete Oligosaccharide des Erregers gekoppelt an Tetanustoxoid bzw. an eine nichttoxische Variante des Diphtherietoxins (CMR_{197}-Protein). Als Adjuvans dienen Aluminiumhydroxid bzw. Aluminiumphosphat.

21.2.1.2 Anwendung

Säuglinge erhalten zwei Dosen im Abstand von zwei Monaten: Ein Hersteller empfiehlt eine Boosterdosis im 2. Lebensjahr (in Großbritannien wird der Impfstoff generell Säuglingen dreimal im Alter von 3, 4 und 12 Monaten verabreicht). Für Kinder, die älter als ein Jahr sind sowie für Jugendliche und Erwachsenen reicht eine Dosis aus.

21.2.1.3 Wirksamkeit

Die Impfung induziert in > 95 % aller Geimpften schützende Konzentrationen von bakteriziden Antikörpern. Über die Schutzdauer ist allerdings noch wenig bekannt. In Ländern, in denen die generelle Impfung gegen Meningokokken der Gruppe C eingeführt wurde, wie Großbritannien oder den Niederlanden, ging die Inzidenz der Erkrankungen innerhalb weniger Jahre um mehr als 90 % zurück. Auch wenn die Impfung erst im zweiten Lebensjahr erfolgte, verringerte sich die Zahl der Infektionen im Säuglingsalter signifikant, vor allem, wenn auch ältere Kinder geimpft wurden. Dieser Erfolg weist auch auf einen ausgeprägten Herdeneffekt der Impfung hin.

21.2.1.4 Indikationen

Der Impfstoff ist in Deutschland *für alle Kinder im 2. Lebensjahr* empfohlen; bei nicht zu diesem Zeitpunkt Geimpften sollte die Impfung nachgeholt werden. Darüber hinaus ist die Impfung indiziert für *Personen mit Immundefekten oder Asplenie* sowie für *gefährdetes Laborpersonal*. In diesen Fällen sollte der Impfung mit dem konjugierten Impfstoff gegen Erreger der Serogruppe C *im Abstand von sechs Monaten eine Impfung mit dem 4-valenten Polysaccharidimpfstoff* gegen die Gruppen A, C, W135 und Y erfolgen (s.u.). Manche Länder schreiben die Impfung für Schüler und Studenten vor, die einen Langzeitaufenthalt planen.

21.2.1.5 Kontraindikationen

Nicht geimpft werden sollten akut Erkrankte oder Menschen mit Unverträglichkeitsreaktionen nach einer vorausgegangenen Impfung mit diesem Impfstoff.

21.2.1.6 Nebenwirkungen

Zu rechnen ist mit den üblichen Lokal- und systemischen Reaktionen. Allergische Reaktionen sind sehr selten, bei Säuglingen und Kleinkindern kann in Einzelfällen ein Fieberkrampf auftreten.

21.2.2 Polysaccharidimpfstoffe gegen Meningokokken der Serogruppen A, C, Y, W135

21.2.2.1 Zusammensetzung/Herstellung

Der Impfstoff enthält hoch gereinigte Kapselpolysaccharide von Neisseria meningitidis. Die auf dem Markt befindlichen Vakzinen enthalten die Kapselpolysaccharide der Serogruppen A und C bzw. A, C, Y und W 135 in jeweils einer Dosis.

21.2.2.2 Anwendung

Der lyophilisierte Impfstoff wird unmittelbar vor Gebrauch in Kochsalzlösung gelöst und subkutan injiziert. Eine Dosis ist zur Grundimmunisierung ausreichend.

21.2.2.3 Wirksamkeit

Die einmalige Gabe der Polysaccharide der Gruppe A, C, Y und W-135 führt bei über zweijährigen Kindern und Erwachsenen in fast 100 % zur Bildung protektiver Antikörper. Ihre Konzentration zeigt eine deutliche Altersabhängigkeit mit einem Optimum bei jungen Erwachsenen; bei Zwei- bis Fünfjährigen liegen die Antikörperkonzentrationen um den Faktor 5–6 niedriger. Die Immunantwort von Kindern unter zwei Jahren ist noch wesentlich schlechter. Die Wirksamkeit des Impfstoffs wurde für die Gruppe A- und Gruppe C-Polysaccharide in mehreren kontrollierten Studien untersucht; sie liegt bei 75–100 % bei allen Impflingen über zwei Jahren. Keine Wirksamkeitsdaten liegen derzeit über die Y- und W-135-Komponenten vor. Die Schutzdauer wird mit drei bis fünf Jahren angenommen, bei Kleinkindern beträgt sie wahrscheinlich nur zwei Jahre.

21.2.2.4 Indikationen

Die Impfung ist indiziert für Menschen, die in Gebiete mit hoher Meningokokkenmeningitis-Inzidenz reisen (Meningokokkengürtel Afrikas, Brasilien und andere südamerikanische Staaten), soweit sie in engeren Kontakt mit der einheimischen Bevölkerung kommen. Eine Spezialindikation ist eine Pilgerreise nach Mekka (Hadj). Weitere Indikationen sind Immundefekte, Asplenie und erhöhtes berufliches Risiko. In diesen Fällen sollte zunächst mit dem konjugierten Impfstoff gegen Typ C geimpft werden und nach sechs Monaten die Impfung mit dem Polysaccharidimpfstoff erfolgen.

21.2.2.5 Kontraindikationen

Akut Erkrankte oder Menschen mit Unverträglichkeitsreaktionen nach einer vorausgegangenen Impfung mit diesem Impfstoff sollten nicht geimpft werden. Wegen der geringen Wirksamkeit bei Kindern unter zwei Jahren ist der Impfstoff in dieser Altersgruppe nicht indiziert.

21.2.2.6 Nebenwirkungen

Die Verträglichkeit des Impfstoffs ist vergleichbar mit der anderer Totimpfstoffe. Bei einem kleinen Prozentsatz von Impflingen treten vorübergehend leichte lokale bzw. Allgemeinsymptome auf. Allergische Reaktionen sind sehr selten.

Diskussion Fallbeispiel 20: Warum impfen wir alle Kleinkinder gegen Meningokokken? Meningokokkenimpfung als Reiseimpfung?

a) Meningokokkeninfektionen (Meningitis, Meningokokkensepsis) treten in Europa und den USA gehäuft bei unter 5-Jährigen und in der Altersgruppe der 15- bis 19-Jährigen auf. Die in Deutschland vorkommenden Meningokokkenerkrankungen werden fast ausschließlich durch die Serotypen B und C verursacht. Ein seit mehreren Jahren verfügbarer gegen den Serotyp C gerichteter konjugierter Impfstoff ist auch bei Säuglingen wirksam (gegen den Serotyp B gibt es keinen Impfstoff). Jedes Jahr erkranken in Deutschland 200–250 Menschen – vorwiegend Kleinkinder – an einer Meningokokken-Typ-C-Infektion, etwa 10 % sterben, weiter 10 % sind dauerhaft geschädigt. Bei der Impfung im zweiten Lebensjahr wird nur eine Impfung benötigt; eine hohe Durchimpfungsrate, die auch die nicht im zweiten Lebensjahr geimpften älteren Kinder und Jugendlichen mit einbezieht, kann infolge eines ausgeprägten Herdeneffektes einen Großteil dieser Erkrankungen verhindern.

b) Im so genannten Meningitisgürtel Afrikas tritt die Meningokokkenmeningitis in Form epidemieartiger Ausbrüche auf. Meist handelt es sich um Infektionen mit dem Serotyp A, aber auch W135-Infektionen kommen vor. Menschen, die längere Zeit in diesen Gegenden leben und engen Kontakt mit der einheimischen Bevölkerung, vor allem mit Kindern, haben, sollten daher mit einem Polysaccharidimpfstoff geimpft werden, der Kapselpolysaccharide der Typen A, C, W135 und Y enthält.

22 Die Impfung gegen Masern

Fallbeispiel 21: Wie notwendig ist die Masernimpfung? Masernimpfung bei Erwachsenen?

a) Eine Mutter, deren kleinen Sohn Sie im ersten Lebensjahr dreimal mit dem hexavalenten Impfstoff geimpft haben, kommt nun – der Kleine ist inzwischen 14 Monate alt – zur vierten Sechsfachimpfung. Sie wollen nun das Kind auch gegen Masern, Mumps, Röteln und Varizellen impfen, was die Mutter aber ablehnt; speziell die Masernimpfung halte sie nicht für notwendig, denn Masern gäbe es doch kaum mehr und überdies seien die Masern doch eine wirklich harmlose Kinderkrankheit. Wie stehen Sie zu dieser Aussage?

* Wie gefährlich sind Masern?
* Wie häufig sind Masernfälle in Deutschland?
* Wie groß ist die Gefahr, sich in Deutschland mit Masern zu infizieren?

b) Eine 18-jährige Arzthelferin tritt ihre erste Arbeitstelle in einer Kinderarztpraxis an. Bei der arbeitsmedizinischen Untersuchung gibt sie an, soweit ihr erinnerlich sei sie niemals an Masern, Mumps oder Röteln erkrankt. Im Impfpass ist eine Impfung gegen Masern, Mumps und Röteln im Alter von 18 Monaten vermerkt.

- Ist ein Schutz vor Masern, Mumps und Röteln aus arbeitsmedizinischer Sicht bei der jungen Dame nötig?
- Sollte sie auf Antikörper gegen die Erreger getestet werden?
- Besteht eine Indikation für eine Masernimpfung bzw. eine Masern-, Mumps- und Rötelnimpfung?

22.1 Masern

Der Erreger der Masern ist ein umhülltes RNA-Virus aus der Familie der Paramyxoviren. Die Erkrankung beginnt nach einer Inkubationszeit von zehn bis zwölf Tagen mit einem zwei- bis dreitägigen Prodromalstadium mit katharralischen Symptomen, Fieber und Auftreten von Koplik'schen Flecken an der Wangenschleimhaut. Das typische makulopapulöse Exanthem tritt zunächst hinter den Ohren auf und breitet sich über Hals, Gesicht, Schultern, Rumpf und Extremitäten aus. Nach drei bis vier Tagen klingt es ab und die Entfieberung setzt ein. Die Infektion hinterlässt eine lebenslange Immunität. Die meisten Infektionen verlaufen zwar problemlos, in einem kleinen Teil der Fälle kommt es allerdings zu Komplikationen. So entwickeln etwa 7–9 % aller Erkrankten eine Otitis media, 1–6 % eine Masernpneumonie, in 0,5–0,1 % kommt es zu einer Enzephalitis, und einer unter 10 000 Masernkranken stirbt. Sehr selten ist die subakute sklerosierende Panenzephalitis (SSPE), eine langsam progrediente Erkrankung des ZNS, die meist innerhalb von sechs bis zwölf Monaten unter fortschreitendem Abbau mentaler und motorischer Funktionen zum Tode führt.

Die Behandlung erfolgt symptomatisch bzw. bei bakterieller Superinfektion antibiotisch.

Die Masern werden durch Tröpfcheninfektion übertragen. Die Infektiosität beginnt bereits während der späten Prodromalphase und hält bis einige Tage nach Ausbruch des Exanthems an. Masern gehören zu den Infektionen mit der höchsten Kontagiosität!

Der Erreger ist weltweit verbreitet. In den Entwicklungsländern sind Masern immer noch ein großes Problem und führen zum Tod von fast 200 000 Kindern jährlich. In den Industrienationen Westeuropas und den USA hat die Zahl der Masernerkrankungen seit Einführung der Impfung dramatisch abgenommen. Die USA und die skandinavischen Länder sind praktisch masernfrei. Wegen in einigen Gebieten noch ungenügender Impfraten gibt es in Deutschland dagegen immer wieder kleinere oder auch größere Ausbrüche. Von 2003–2008 erkrankten in Deutschland jährlich zwischen 122 und 2 307 Menschen (im Mittel etwa 900) an Masern.

Zur Prophylaxe steht der Masernimpfstoff sowie normales Immunglobulin zur Verfügung. Eine Postexpositionsprophylaxe ist bis zu drei Tagen nach Erregerkontakt mit Masern-Aktivimpfstoff sinnvoll. Eine passive Immunisierung mit normalem Immunglobulin kann bei empfänglichen Personen erwogen werden, die nicht aktiv geimpft werden können (Immunsupprimierte, Schwangere). Sie sollte innerhalb von zwei bis drei Tagen nach Exposition erfolgen. Eine spätere Gabe (bis sechs Tage nach Kontakt) kann die Erkrankung u.U. mitigieren.

22.2 Masernimpfstoff

22.2.1 Zusammensetzung/Herstellung

Der Masernimpfstoff ist ein Lebendimpfstoff und enthält vermehrungsfähiges, attenuiertes Masernvirus. Die in Deutschland zugelassenen Impfstoffe enthalten den Impfstamm Schwarz oder den Stamm Moraten („More attenuated Enders"). Für die Impfstoffproduktion werden die Viren in Hühnerembryofibroblasten vermehrt, der virushaltige Zellkulturüberstand gereinigt, konzentriert, abgefüllt und lyophilisiert. Eine Impfstoffdosis enthält 1 000 infektiöse Einheiten sowie Sorbitol, Polysorbat oder hydrolysierte Gelatine als Stabilisatoren. Durch das Herstellungsverfahren bedingt finden sich in jeder Dosis bis zu 0,03 mg Neomycin. Der Impfstoff ist in monovalenter Form sowie in Kombination mit Mumps- und Röteln-Impfstoff (MMR-Impfstoff) bzw. mit Mumps-, Röteln- und Varizellenimpfstoff (MMRV-Impfstoff) im Handel.

22.2.2 Anwendung

Der Impfstoff muss bei +2 °C bis +8 °C gelagert werden und wird erst unmittelbar vor Gebrauch mit 0,5 ml Lösungsmittel (Aqua dest.) rekonstituiert. Gelöster Impfstoff muss sofort verbraucht werden! Die Grundimmunisierung erfolgt durch die Verabreichung einer Dosis Masernimpfstoff bzw. eines Kombinationsimpfstoffs. Der Impfstoff wird intramuskulär oder subkutan injiziert. Die erste Masernimpfung ist zusammen mit den Impfungen gegen Mumps, Röteln und Varizellen für Kinder im Alter von 11–14 Monaten empfohlen. Im zweiten Lebensjahr (aber frühestens vier Wochen nach der ersten Impfung) ist eine zweite Impfung vorgesehen (ebenfalls wieder zusammen mit der Mumps-, Röteln- und Varizellenimpfung). Dieser zweite Impftermin dient der Schließung von Impflücken bei Kindern, die auf die erste Impfung – etwa wegen der Anwesenheit mütterlicher Antikörper – nicht angesprochen haben.

22.2.3 Wirksamkeit

Nach Verabreichung einer Impfstoffdosis weisen etwa 98 % aller Impflinge Antikörper gegen Masernvirus auf. Bei Impfung im 12. Lebensmonat kann mit einem Impferfolg in wenigstens 95 % aller Kinder gerechnet werden. Die gute Schutzwirkung der Vakzine zeigt sich in dem völligen Verschwinden der Masern in geimpften Gruppen von Kindern ebenso wie in der dramatischen Abnahme von Masernfällen in den Ländern, in denen die Masernimpfung auf breiter Ebene durchgeführt wurde. Beobachtungen während Masernausbrüchen lassen auf eine Schutzrate der Impfung von über 95 % schließen. Nach allen bisher verfügbaren Daten kann von einem sehr lang anhaltenden, wahrscheinlich lebenslangen Schutz nach Masernimpfung ausgegangen werden. Infektionen bei Geimpften sind zwar mehrfach beschrieben worden, dürften aber in der überwiegenden Mehrzahl auf primäres Impfversagen zurückzuführen sein, etwa weil der Impfling aus immunologischen Gründen nicht angesprochen hat („Nonresponder"), oder der Impfstoff durch unsachgemäße Lagerung (Unterbrechung der Kühlkette) seine Wirksamkeit verloren hatte.

22.2.4 Indikationen

Die Masernimpfung ist eine für alle Kinder indizierte Impfung. Nur eine Durchimpfungsrate von 95 % für die erste und zweite Impfung garantiert eine Herdenimmunität, bei der durch den hohen Prozentsatz von Immunen die Zirkulation des Virus in der Bevölkerung unterbrochen ist und damit das Risiko einer Infektion auch für Nichtimmune sehr gering wird. Die Masernimpfung wird in der Regel zusammen mit der Impfung gegen Mumps, Röteln und Varizellen (meist als Kombinationsimpfstoff) durchgeführt. Zu diesem Zeitpunkt nicht durchgeführte Impfungen können – und sollen – auch später noch nachgeholt werden. Die Impfung kann in begründeten Fällen, etwa wenn das Kind in einer Gemeinschaftseinrichtung untergebracht wird, auch schon ab dem 9. Lebensmonat durchgeführt werden. In diesem Fall ist allerdings die Gefahr, dass aufgrund von mütterlichen Antikörpern die Impfung nicht angeht, deutlich größer. Deshalb sollte die zweite Impfung etwa drei Monate später erfolgen.

Eine Indikation im arbeitsmedizinischen Bereich ist bei ungeimpften bzw. empfänglichen Personen gegeben, die im Gesundheitsdienst, in Gemeinschaftseinrichtungen und in Kinderheimen beschäftigt sind. Wichtig ist ein Immunschutz auch bei Personen, die Immundefiziente betreuen, um diese nicht im Falle einer Infektion anzustecken. Für bisher nicht immunisierte Erwachsene ist eine Impfung ausreichend.

22.2.5 Kontraindikationen

Wie alle Lebendimpfstoffe darf auch der Masernimpfstoff nicht bei Menschen mit Immundefekten bzw. Menschen, die unter immunsuppressiver Therapie stehen, angewendet werden. Nicht geimpft werden dürfen weiterhin Schwangere, weil ein zumindest theoretisches Risiko einer Fruchtschädigung nicht ganz auszuschließen ist. Die Züchtung des Impfvirus auf Hühnerembryofibroblasten bedingt, dass Spuren von Hühnereiweiß im Impfstoff enthalten sind. Bei Menschen mit nachgewiesener ausgeprägter Allergie gegen Hühnereiweiß (die allerdings extrem selten ist) sollte die Impfung nur unter Überwachung erfolgen (Möglichkeit einer sofortigen Behandlung einer Anaphylaxie). Vorsicht ist ebenfalls geboten beim Vorliegen einer Neomycinallergie.

22.2.6 Nebenwirkungen

Bei 5–15 % aller Impflinge kommt es zwischen dem 7. und 12. Tag nach der Impfung zu Fieber, oft begleitet von einem masernähnlichen Ausschlag ("Impfmasern"). Nach spätestens drei Tagen sind diese Erscheinungen verschwunden. Fieberkrämpfe bei dafür disponierten Kindern sind möglich. Allergische Reaktionen können bei einer Überempfindlichkeit gegenüber Antibiotika (s.o.) oder Gelatine vorkommen. Reaktionen bei Vorliegen einer Hühnereiweißallergie (s.o.) sind theoretisch möglich, bei den heute verwendeten Impfstoffen aber nie beobachtet worden. Eine sehr seltene Komplikation ist eine Thrombozytopenie. Wie die Wildvirusinfektion auch kann die Masernimpfung zellvermittelte Immunreaktionen unterdrücken. Daher können Teste auf zellvermittelte Immunität gegenüber Tuberkuloseerregern vorübergehend negativ ausfallen. Eine darüber hinausgehende Schädigung wurde aber niemals beobachtet. Die behauptete Auslösung einer Enzephalitis durch die Impfung ist nicht belegt; sollte ein Zusammenhang bestehen, so liegt die Frequenz einer impfinduzierten Enzephalitis im Bereich von 1 : 1 000 000.

Für die gelegentlich vertretene Meinung, die Maserimpfung könne entzündliche Darmerkrankungen wie Morbus Crohn oder Autismus auslösen, gibt es keinerlei wissenschaftliche Beweise. Eine Vielzahl qualifizierter Studien konnte keine Evidenz für einen derartigen Zusammenhang finden.

Diskussion Fallbeispiel 21: Wie notwendig ist die Masernimpfung? Masernimpfung bei Erwachsenen?

a) Wenn auch die überwiegende Mehrheit aller Masernerkrankungen harmlos verlaufen, so können doch auch ernstzunehmende Komplikationen auftreten. Am häufigsten werden Mittelohrentzündungen (in 7–9 %) und Masernpneumonien (in 1–6 %) beobachtet. Wesentlich seltener sind Enzephalitiden mit 0,05–0,1 %. Etwa 0,01 % aller Masernerkrankten sterben. Aufgrund der ausgeprägten Kontagiosität und der hohen Manifestationsrate der Masern erkrankte in der Vorimpfära nahezu jedes Kind. Entsprechend hoch war auch die Krankheitslast in der Bevölkerung. Auf die heutigen Verhältnisse übertragen, würde das bedeuten, dass ohne Masernimpfung in Deutschland jedes Jahr zu rechnen wäre mit etwa

- 56 000 Fällen von Otitis media,

- 22 500 Fällen von Masernpneumonie,
- 525 Fällen von Enzephalitis und
- 70 Todesfällen.

Weil die Durchimpfungsrate in Deutschland noch zu niedrig ist, kommt es hier – anders als in Skandinavien und den USA, wo die Masern praktisch ausgerottet sind – immer wieder zu kleineren oder größeren Ausbrüchen. Im Schnitt erkranken in Deutschland jedes Jahr ca. 900 Menschen an Masern. Deswegen besteht auch nach wie vor die Gefahr, sich mit Masern zu infizieren!

b) Ungeimpfte bzw. empfängliche Personen, die im Gesundheitsdienst, in Gemeinschaftseinrichtungen und in Kinderheimen beschäftigt sind, sollten über einen Schutz vor Masern verfügen. Dieser Schutz ist notwendig einmal, weil die Erkrankung bei Erwachsenen im Allgemeinen deutlich schwerer verläuft, zum Zweiten, um im Falle einer Infektion die Erkrankung nicht auf andere – Patienten, Kinder – zu übertragen. Der zweite Grund ist vor allem wichtig bei Personen, die Menschen mit Immundefekten betreuen.

Die junge Dame in unserem Beispiel benötigt also einen Schutz vor Masern. Sie hat offensichtlich keine Masern gehabt, wurde aber als Kleinkind einmal gegen Masern geimpft. Damit ist ein Impfschutz wahrscheinlich, aber nicht gesichert. Wir könnten nun durch eine Antikörperbestimmung feststellen, ob sie tatsächlich immun ist. Einfacher (und auch billiger) ist es allerdings, sie einfach ein zweites Mal zu impfen. Auch wenn sie tatsächlich keine Antikörper hatte, dürfte sie nun mit hoher Wahrscheinlichkeit (> 98 %) über eine ausreichende Immunität verfügen (eine Kontrolle des Impferfolges ist nicht notwendig). Die Impfung sollte mit dem Kombinationsimpfstoff gegen Masern, Mumps und Röteln erfolgen.

23 Die Impfung gegen Mumps

Fallbeispiel 22: Keine Antikörper gegen Mumps – was tun?

Eine 17-jährige Arzthelferin tritt ihre erste Stelle in einer Kinderarztpraxis an. Sie ist niemals gegen Masern, Mumps und Röteln geimpft worden und kann sich nicht erinnern, diese Krankheiten jemals gehabt zu haben. Ihr Gynäkologe habe sie aber vor etwa einem Jahr auf Röteln getestet und Immunität festgestellt (wie dem Impfpass zu entnehmen ist: HAH pos., Titer 1 : 64). Sie testen sie nun auf Antikörper gegen Masern und Mumps und erhalten folgendes Ergebnis:

Antikörper der Klasse IgG gegen Masernvirus: 520 IU/l (positiv ab 150 IU/l)

Antikörper gegen Mumpsvirus: nicht nachweisbar

- Was bedeuten die Testergebnisse?
- Sollte die junge Dame gegen Mumps geimpft werden?
- Warum?

23.1 Mumps

Das Mumpsvirus (Familie Paramyxoviren) ist ein umhülltes RNA-Virus, das durch Schmier- oder Tröpfcheninfektion übertragen wird. Nach einer Inkubationszeit von 16–18 Tagen kommt es zunächst zu einem unspezifischen Prodromalstadium (mit Fieber, Appetitlosigkeit und Kopfschmerzen). Nach ein bis zwei Tagen macht sich die Parotitis bemerkbar, die einseitig oder nacheinander beidseitig verläuft. Die Parotis ist vergrößert und schmerzhaft. In etwa 10 % der Fälle sind noch andere Speicheldrüsen mitbetroffen. Die Erkrankung ist von Fieber und Unwohlsein begleitet. Etwa ein Drittel aller Infektionen verläuft klinisch inapparent. Eine Mumpsinfektion hinterlässt eine lang anhaltene Immunität.

Hauptkomplikation ist eine in der Regel gutartige seröse Meningitis, die in bis zu 10 % aller Fälle auftritt, nicht selten auch ohne vorausgegangene Parotitis. In einer Frequenz von etwa 1 : 1 000 kommt es zu einer Enzephalitis. Bei männlichen Patienten nach der Pubertät wird in ca. 25 % eine Orchitis beobachtet. In den meisten Fällen bleibt sie auf eine Seite beschränkt, sodass die gefürchtete Sterilität als Folgezustand tatsächlich sehr selten ist. Bei 5 % aller Mädchen nach der Pubertät ist eine Mumpsinfektion von einer Oophoritis begleitet, die nahezu immer folgenlos ausheilt.

Die Behandlung erfolgt symptomatisch. Eine kausale Therapie ist nicht verfügbar.

Mumps wird durch engen Kontakt mit Infizierten als Schmier- oder Tröpfcheninfektion übertragen. Die Kontagiosität ist deutlich geringer als die der Masern oder Windpocken. Die Ansteckungsfähigkeit ist zwei Tage vor bis vier Tage nach Erkrankungsbeginn am größten. Insgesamt kann ein Infizierter sieben Tage vor bis neun Tage nach Auftreten der Parotisschwellung ansteckend sein.

Mumps ist eine weltweit verbreitete Kinderkrankheit. In ungeimpften Populationen betrifft die Erkrankung in der Hauptsache die Fünf- bis Neunjährigen. Durch die Einführung der Impfung hat sich jedoch das Erkrankungsalter in höhere Altersgruppen verschoben. Kinder unter einem Jahr bleiben in der Regel verschont, wohl aufgrund der Schutzwirkung mütterlicher Antikörper. Die bevölkerungsweite Schutzimpfung hat die Mumpsinzidenz signifikant gesenkt; so fielen die Mumpsfälle in den USA von 152 000 im Jahr 1968, unmittelbar vor Einführung der Impfung, auf 2 982 im Jahr 1985, was einer Abnahme um über 98 % entspricht. Aktuelle Zahlen für Deutschland existieren nicht. Im Jahr 2003 lag die Mumpsinzidenz in einigen neuen Bundesländern, in denen Mumpsinfektionen meldepflichtig sind, bei 0,8/100 000, was bundesweit 600–700 Neuinfektionen entspricht.

Einzige Möglichkeit einer spezifischen Prophylaxe ist die aktive Impfung.

23.2 Mumpsimpfstoff

23.2.1 Zusammensetzung/Herstellung

Der Mumpsimpfstoff ist ein Lebendimpfstoff. Mumpsviren wurden durch eine Serie von Zellkulturpassagen attenuiert. Weltweit werden mehrere attenuierte Impfstämme verwendet; in Europa und den USA wird überwiegend der Stamm Jeryl Lynn bzw. der davon abgeleitete Stamm RIT 4385 eingesetzt. Das Virus wird auf Hühnerembryofibroblasten gezüchtet. Eine Impfstoffdosis enthält das lyophilisierte Impfvirus, Sorbitol bzw. hydrolysierte Gelatine als Stabilisatoren sowie vom Herstellungsprozess stammende Spuren von Neomycin. Der Impfstoff muss bei 2–8°C gelagert werden. Er wird mit 0,5 ml Aqua dest. rekonstituiert und ist nach dem Auflösen sofort zu verbrauchen. Mumpsimpfstoff ist in Deutschland gegenwärtig nur in Kombination mit dem Masern- und Rötelnimpfstoff (MMR) bzw. dem Masern-, Röteln- und Varizellenimpfstoff (MMRV) erhältlich.

23.2.2 Anwendung

Wie der Masernimpfstoff muss auch der Mumpsimpfstoff bei +2 °C bis +8 °C gelagert werden und darf erst unmittelbar vor Gebrauch mit 0,5 ml Lösungsmittel (Aqua dest.) rekonstituiert werden. Gelöster Impfstoff muss sofort verbraucht werden! Die Grundimmunisierung erfolgt durch die Verabreichung einer Dosis eines Kombinationsimpfstoffs. Der Impfstoff wird intramuskulär oder subkutan injiziert. Die erste Mumpsimpfung ist zusammen mit den Impfungen gegen Masern, Röteln und Varizellen für Kinder im Alter von 11–14 Monaten empfohlen. Im zweiten Lebensjahr (aber frühestens vier Wochen nach der ersten Impfung) ist eine zweite Impfung vorgesehen (ebenfalls wieder zusammen mit der Masern-, Röteln- und Varizellenimpfung). Dieser zweite Impftermin dient der Schließung von Impflücken bei Kindern, die auf die erste Impfung – etwa wegen der Anwesenheit mütterlicher Antikörper – nicht angesprochen haben.

23.2.3 Wirksamkeit

Etwa 96 % seronegativer Kinder entwickeln nach einer Impfstoffdosis neutralisierende Antikörper. Placebokontrollierte Doppelblindstudien konnten zeigen, dass innerhalb eines Beobachtungszeitraums von 20 Monaten die Schutzwirkung der Mumpsvakzine über 95 % betrug. Auch der dramatische Rückgang der Mumpsinzidenz in den USA nach Einführung der Impfung (s.o.) belegen die gute Wirksamkeit der Vakzine.

Allerdings scheint der Langzeitschutz der Mumpsimpfung weniger ausgeprägt, als der der Masernimpfung zu sein. 2006 kam es in den USA zu mehreren Ausbrüchen unter Jugendlichen und jungen Erwachsenen, die überwiegend zweimal geimpft waren. Man muss also davon ausgehen, dass zumindest bei einem Teil der Impflinge die Schutzdauer doch zeitlich begrenzt ist und Auffrischimpfungen nötig sein könnten.

23.2.4 Indikationen

Die Mumpsimpfung ist wie die Masernimpfung eine für alle Kinder indizierte Impfung. Nach einer ersten Impfung im Alter von 11–14 Monaten ist eine zweite Impfung im zweiten Lebensjahr (frühestens vier Wochen nach der ersten Impfung) vorgesehen. Zur Erzielung einer Herdenimmunität ist eine Durchimpfungsrate von 80–90 % notwendig. Die Mumpsimpfung wird in der Regel zusammen mit der Impfung gegen Masern, Röteln und Varizellen (als Kombinationsimpfstoff) durchgeführt. Zu diesem Zeitpunkt nicht durchgeführte Impfungen können – und sollen – auch später noch nachgeholt werden. Die Impfung kann in begründeten Fällen, etwa wenn das Kind in einer Gemeinschaftseinrichtung untergebracht wird, auch schon ab dem 9. Lebensmonat durchgeführt werden. In diesem Fall ist allerdings die Gefahr, dass aufgrund von mütterlichen Antikörpern die Impfung nicht angeht, deutlich größer. Deshalb sollte die zweite Impfung etwa drei Monate später erfolgen.

Eine Indikation im arbeitsmedizinischen Bereich ist bei ungeimpften bzw. empfänglichen Personen gegeben, die in der Pädiatrie, in Gemeinschaftseinrichtungen für Kinder im Vorschulalter und in Kinderheimen beschäftigt sind. Für bisher nicht immunisierte Erwachsene ist eine Impfung ausreichend.

23.2.5 Kontraindikationen

Es gelten die gleichen Kontraindikationen wie für den Masernimpfstoff: nicht geimpft werden dürfen Menschen mit Immundefekten oder unter immunsuppressiver Therapie sowie Schwangere. Bei Impflingen mit Hühnereiweißallergie oder Überempfindlichkeit gegen Neomycin ist Vorsicht geboten.

23.2.6 Nebenwirkungen

Die häufigsten Nebenwirkungen sind eine leichte Parotitis und geringgradiges Fieber, die sich 10–14 Tage nach der Impfung bemerkbar machen können. Die Parotitis tritt in etwa 0,5 % aller Fälle auf und äußert sich in aller Regel als einseitige, schmerzfreie, kurzzeitige Schwellung der Ohrspeicheldrüse. Mit Fieber ist in 1–2 % der Geimpften zu rechnen. Sehr seltene Impfreaktionen sind Krampfanfälle und Hodenschwellungen. Aseptische Meningitiden wurden gelegentlich bei Verwendung des Impfstamms Urabe beobachtet. Dieser Stamm wird in Europa und den USA nicht mehr eingesetzt. Mit den heute verwendeten Stämmen wurden keine virologisch bestätigten impfassoziierten Meningitiden gesehen. Die Häufigkeit von Enzephalitiden nach Mumpsimpfung entspricht mit 0,4 Fällen auf 1 Million Geimpfte der Spontanfrequenz in einer ungeimpften Population, ist also höchstwahrscheinlich nicht Vakzine-assoziiert. Gesicherte Hinweise darauf, dass, wie gelegentlich behauptet wird, eine Mumpsimpfung einen Typ-I-Diabetes verursachen oder auslösen könnte, gibt es nicht.

Diskussion Fallbeispiel 22: Keine Antikörper gegen Mumps – was tun?

Die junge Dame unseres Fallbeispiels ist immun gegen Röteln (Immunität kann ab einem Titer von 1 : 32 im Hämagglutinationshemmtest (HAH) angenommen werden). Sie besitzt ebenso Immunität gegen Masern, wie das positive Ergebnis des Antikörpertests zeigt. Wahrscheinlich besteht aber keine Immunität gegen Mumps; eine durchgemachte Mumpsinfektion hätte, auch wenn sie klinisch inapparent verlaufen sein sollte, einen bleibenden Antikörperspiegel hinterlassen.

Mumpserkrankungen sind zwar bei uns selten geworden, kommen aber durchaus noch vor, sodass bei häufigem Kontakt mit Kindern sicherlich eine gewisse Infektionsgefahr besteht. Nachdem Mumpserkrankungen – ähnlich wie Maserninfektionen – bei älteren Jugendlichen und Erwachsenen meist schwerer verlaufen und die angehende Arzthelferin im Fall einer Infektion auch andere infizieren kann, sollte sie auf jeden Fall geimpft werden. Da es in Deutschland keinen monovalenten Impfstoff gibt, erhält sie eine Dosis des Kombinationsimpfstoffs. Da die Wirksamkeit des Impfstoffs sehr gut ist, reicht eine Impfung aus. Eine Impferfolgskontrolle ist nicht erforderlich.

19.2.5 Kontraindikationen

Einzige Kontraindikation gegen eine Hepatitis-B-Impfung ist eine Unverträglichkeitsreaktion auf eine vorausgegangene Impfung mit diesem Impfstoff.

19.2.6 Nebenwirkungen

Nebenwirkungen nach Hepatitis-B-Impfung sind selten und vorwiegend lokal. Schmerz, Rötung, Schwellung an der Einstichstelle kommen vor, klingen aber in aller Regel nach Stunden oder einigen wenigen Tagen wieder ab. An Allgemeinsymptomen wurde über Übelkeit, Abgeschlagenheit, leichtes Fieber, Kopfschmerzen und Müdigkeit berichtet. Einen vermuteten Zusammenhang mit der Entstehung einer Multiplen Sklerose konnten umfangreiche epidemiologische Studien nicht bestätigen.

Diskussion Fallbeispiel 18: Warum impfen wir Säuglinge gegen Hepatitis B? Schutz nach Anti-HBs-Verlust fünf Jahre nach Grundimmunisierung? Vorgehen bei Nonrespondern?

a) Die junge Mutter hat nicht ganz unrecht: Die Gefahr für Kinder, sich in Deutschland mit Hepatitis B zu infizieren, ist sicher gering. Und die Gefahr steigt deutlich an, wenn Jugendliche ihre ersten sexuellen Erfahrungen machen. Warum also impfen wir Säuglinge? Die Erklärung ist einfach: Wir wollen eine möglichst hohe Durchimpfungsrate (um letzten Endes die Hepatitis B in Deutschland zu eliminieren), und die ist bei der Säuglingsimpfung wesentlich einfacher zu erreichen als bei einer Impfung im Jugendlichenalter. Trotzdem hat die Impfung der Säuglinge noch einen weiteren Vorteil: Ganz ausschließen kann man ein Hepatitis-B-Risiko für Kleinkinder ja nicht. Sie können z.B. im Kindergarten in Kontakt mit chronisch Hepatitis-B-infizierten Kindern kommen, die aus Hochrisikogebieten stammen (Südostasien, Afrika, Osteuropa). Infektionen im Kleinkindesalter führen aber wesentlich häufiger zu chronischen Verläufen und sollten daher unbedingt vermieden werden. Die Angst vor einer Überlastung des Immunsystems ist unbegründet; im Vergleich mit der Vielzahl von Erregern und Fremdstoffen, mit denen ein Kind in Berührung kommt, fallen die geringen Antigenmengen eines hoch gereinigten Impfstoffs nicht ins Gewicht!

24 Die Impfung gegen Röteln

Fallbeispiel 23: Warum Jungen gegen Röteln impfen? Rötelnimpfung in der Schwangerschaft – was ist zu tun?

a) Die Mutter eines 14 Monate alten Buben möchte nicht, dass ihr Kind gegen Röteln geimpft wird, weil Röteln für Buben ja völlig ungefährlich seien.

- Wie ist diese Einstellung zu bewerten?

b) Sie haben eine 25-jährige, jung verheiratete Studentin gegen Röteln geimpft. Eine Woche später ruft Sie der Gynäkologe der jungen Frau an und teilt Ihnen mit, dass sie schwanger sei; er möchte nun von Ihnen wissen, was denn jetzt zu tun sei.

- Immunglobulingabe?
- Therapieversuch?
- Unterbrechung der Schwangerschaft?

24.1 Röteln

Das Rötelnvirus ist ein umhülltes, wenig umweltresistentes RNA-Virus, das zur Familie der Togaviren gerechnet wird. Über 50 % der Infektionen mit diesem Erreger verlaufen subklinisch. Für die manifeste Erkrankung beträgt die Inkubationszeit zwei bis drei Wochen. Nach einem flüchtigen Prodromalstadium mit katarrhalischen Erscheinungen tritt ein kleinfleckiges Exanthem auf, das hinter den Ohren beginnt und sich über Gesicht, Hals und Rumpf ausbreitet. Charakteristisch ist eine Lymphadenopathie, vor allem an den nuchalen, postaurikulären und occipitalen Lymphknoten. Während das Exanthem sich nach wenigen Tagen zurückbildet, können die Lymphknotenschwellungen mehrere Wochen andauern. Die Infektion hinterlässt eine lebenslange Immunität.

Bei Kindern verlaufen Röteln im Allgemeinen komplikationslos. Erwachsene, vor allem Frauen, entwickeln in bis zu einem Drittel der Fälle eine Arthritis. Wichtigste Komplikation ist die kongenitale Rötelninfektion des Fetus im Rahmen einer mütterlichen Rötelninfektion, die im ersten Trimenon in etwa 35 % der Fälle – abhängig vom Infektionszeitpunkt – zu kindlichen Schäden führt. Am häufigsten kommt es dabei zu Taubheit, Augenschäden wie Katarakt oder

Glaukom, Missbildungen des Herzens und geistiger Retardierung. Eine kausale Therapie ist nicht bekannt.

Röteln werden durch Tröpfcheninfektion übertragen. Die Virusausscheidung kann bereits zehn Tage vor Beginn des Exanthems einsetzen und noch bis zu 15 Tage danach andauern. Kinder mit angeborenen Röteln sind oft über mehrere Monate hochgradig infektiös.

Röteln sind eine weltweit verbreitete Kinderkrankheit. Mit dem zunehmenden Einsatz des Rötelnimpfstoffs verlagert sich die Erkrankungshäufigkeit aber in höhere Altersgruppen. 2003 lag die Rötelninzidenz in den neuen Bundesländern (nur hier sind die Röteln meldepflichtig) bei 0,3/100 000 Einwohner; hochgerechnet auf die gesamte Bundesrepublik entspräche das einer jährlichen Fallzahl von 200–300 Erkrankungen. Die Rate seronegativer, für Röteln empfänglicher Frauen im gebärfähigen Alter in Deutschland betrug im Jahr 1998 3 %. Heute ist die Durchimpfungsrate aber so hoch, dass die Röteln verschwinden sollten (die zur Elimination der Röteln notwendige Durchimpfungsrate ist für Röteln, die weniger ansteckend sind, niedriger als die für Masern). Wie oben bereits für Masern erwähnt, gibt es aber auch für Röteln regionale Impflücken. Daher muss in Deutschland auch heute noch, wenn auch extrem selten, mit Rötelnembryopathien gerechnet werden. In den Jahren 2001–2007 wurden sieben Fälle gemeldet, wobei eine gewisse Dunkelziffer vermutet wird (Kinder, bei denen die Schädigungen erst spät manifest werden).

Die wichtigste Prophylaxemaßnahme zur Verhütung der kongenitalen Rötelninfektion ist die aktive Impfung der Mutter. Das früher gelegentlich eingesetzte Rötelnimmunglobulin ist in Deutschland nicht mehr verfügbar.

24.2 Rötelnimpfstoff

24.2.1 Zusammensetzung/Herstellung

Der Rötelnimpfstoff ist ein Lebendimpfstoff. Der heute in Europa und den USA fast ausschließlich benutzte Impfstoff enthält den attenuierten Rötelnvirusstamm RA27/3, der auf menschlichen diploiden Zellen vermehrt wird. Die Vakzine kommen in lyophilisierter Form in den Handel und wird in 0,5 ml

Aqua dest. gelöst. An Begleitstoffen sind Humanalbumin und Dextran bzw. hydrolysierte Gelatine sowie Spuren von Neomycin enthalten. Der Impfstoff ist in monovalenter Form und in Kombination mit Masern- und Mumpsimpfstoff bzw. Masern-, Mumps- und Varizellenimpfstoff verfügbar.

24.2.2 Anwendung

Der Impfstoff muss bei +2 °C bis +8 °C gelagert werden und wird erst unmittelbar vor Gebrauch mit 0,5 ml Lösungsmittel (Aqua dest.) rekonstituiert. Gelöster Impfstoff muss sofort verbraucht werden! Die Grundimmunisierung erfolgt durch die Verabreichung einer Dosis Rötelnimpfstoff bzw. eines Kombinationsimpfstoffs. Der Impfstoff wird intramuskulär oder subkutan injiziert. Die erste Rötelnimpfung ist zusammen mit den Impfungen gegen Mumps, Masern und Varizellen für Kinder im Alter von 11–14 Monaten empfohlen. Im zweiten Lebensjahr (aber frühestens vier Wochen nach der ersten Impfung) ist eine zweite Impfung vorgesehen (ebenfalls wieder zusammen mit der Mumps-, Masern- und Varizellenimpfung). Dieser zweite Impftermin dient der Schließung von Impflücken bei Kindern, die auf die erste Impfung – etwa wegen der Anwesenheit mütterlicher Antikörper – nicht angesprochen haben.

24.2.3 Wirksamkeit

95–100 % aller Geimpften weisen drei bis vier Wochen nach der Impfung spezifische Antikörper im Serum auf. Wie die natürliche Infektion induziert auch die Impfung die Bildung sekretorischer Antikörper der Klasse IgA. Studien während mehrerer Rötelnausbrüche ergaben eine Schutzrate der Impfung von 90–100 %.

In über 90 % aller Geimpften dürfte die Schutzdauer wenigstens 10–20 Jahre betragen. Andererseits existieren Berichte über Reinfektionen nach erfolgreicher Immunisierung; die allermeisten dieser Infektionen verlaufen jedoch asymptomatisch. Klinisch apparente Infektionen wurden in Einzelfällen beobachtet, ebenso kongenitale Infektionen als Folge einer Reinfektion der Mutter. Letztere führten aber nicht zu einer kindlichen Schädigung.

24.2.4 Indikationen

Die Rötelnimpfung ist wie die Masern- und Mumpsimpfung eine für alle Kinder indizierte Impfung. Nach einer ersten Dosis im Alter von 11–14 Monaten ist eine zweite Dosis im zweiten Lebensjahr (frühestens vier Wochen nach der ersten Impfung) vorgesehen. Zur Erzielung einer Herdenimmunität ist eine Durchimpfungsrate von ca. 90 % notwendig. Die Rötelnimpfung wird in der Regel zusammen mit der Impfung gegen Masern, Mumps und Varizellen (als Kombinationsimpfstoff) durchgeführt. Zu diesem Zeitpunkt nicht durchgeführte Impfungen können – und sollen – auch später noch nachgeholt werden. Darüber hinaus sollte jede Frau im gebärfähigen Alter, insbesondere wenn eine Schwangerschaft geplant ist, auf das Vorliegen von Rötelnantikörpern untersucht werden und Nichtimmune geimpft werden. Wird erst während einer Schwangerschaft festgestellt, dass eine Frau keine Immunität gegen Röteln besitzt, so sollte sie noch im Wochenbett geimpft werden. Eine Indikation im arbeitsmedizinischen Bereich ist bei ungeimpften bzw. empfänglichen Personen gegeben, die in der Pädiatrie, der Geburtshilfe, in Gemeinschaftseinrichtungen für Kinder im Vorschulalter und in Kinderheimen beschäftigt sind. Auch Menschen, die Schwangere betreuen, sollten immun gegen Röteln sein, um nicht durch eine eigene Infektion Schwangere bzw. ihre ungeborenen Kinder zu gefährden.

24.2.5 Kontraindikationen

Nicht geimpft werden dürfen Menschen mit Immundefekten oder unter immunsuppressiver Therapie sowie Schwangere. Bei Impflingen mit Überempfindlichkeit gegen Neomycin ist Vorsicht geboten. Bei Frauen im gebärfähigen Alter ist ein Konzeptionsschutz von drei Monaten nach der Impfung einzuhalten. Wird eine Schwangere geimpft oder wird eine Frau kurz nach der Impfung schwanger, so besteht allerdings kein Anlass für eine Unterbrechung der Schwangerschaft. Obwohl theoretisch möglich, wurde eine kongenitale Infektion des Feten durch eine Impfung bisher nie beobachtet.

24.2.6 Nebenwirkungen

Nach der Rötelnimpfung können – wie nach der natürlichen Infektion – Arthritiden auftreten, die mit zunehmendem Alter häufiger und intensiver sind. Sie betreffen vor allem weibliche Impflinge und kommen bei bis zu 25 % aller erwachsenen gegen Röteln geimpften Frauen vor. Selten kann es nach der Impfung zu einer milden Form der Röteln mit Exanthem, Lymphadenopathie und leichtem Fieber kommen, die ebenfalls bei älteren Impflingen stärker ausgeprägt ist, aber kaum zu einer nennenswerten Beeinträchtigung des Befindens führt.

Diskussion Fallbeispiel 23: Warum Jungen gegen Röteln impfen? Rötelnimpfung in der Schwangerschaft – was ist zu tun?

a) Die Frage, warum man auch Jungen gegen Röteln impft, taucht gelegentlich auf. In der Regel sind Röteln für Jungen harmlos – warum sollte man sie also davor schützen? Nun, Ziel der Rötelnimpfung ist tatsächlich, die Rötelnembryopathien zu verhüten – und das kann man am besten durch die Elimination des Virus erreichen. Die ist aber nur möglich durch eine generelle Impfung **aller** Kinder. Blieben die Buben ungeimpft, wären sie eine ständige Gefahr für Schwangere, die – aus welchen Gründen auch immer – nicht geimpft wurden (etwa wegen einer immunsuppressiven Behandlung) oder die auf die Impfung nicht angesprochen haben.

b) Eine Schwangerschaft stellt eine absolute Kontraindikation für die Rötelnimpfung dar (wie prinzipiell für alle Lebendimpfungen). Trotzdem geschieht es immer wieder, dass, wie in unserem Fall, eine Frau von ihrer Schwangerschaft noch nichts weiß und in dem Glauben, sie sei nicht schwanger, geimpft wird. Dann ist oft die Aufregung groß. Was kann man, was muss man tun?

- Kann man die Infektion – denn eine Lebendimpfung ist ja eine Infektion – durch die Gabe von Rötelnimmunglobulin noch stoppen bzw. die Infektion des Embryo verhüten? Nein – denn erstens ist es zu spät (nach einer Woche sind mit Sicherheit eine große Zahl von Zellen infiziert, auf die das Immunglobulin keinen Einfluss mehr hat) und zweitens ist Rötelnimmunglobulin in Deutschland nicht mehr erhältlich.
- Gibt es eine Therapiemöglichkeit? Nein, leider nicht!

> • Muss man einen Schwangerschafsabbruch erwägen? Nein, auf keinen Fall! Unbeabsichtigte Impfungen von Schwangeren mit Rötelnimpfstoff, wie in unserem Beispiel, sind gar nicht so selten. Man hat daher eine Vielzahl solcher Fälle verfolgen können – und nie kindliche Schäden beobachtet. Man wird also versuchen, alle Beteiligten zu beruhigen und allenfalls die Schwangere in den ersten Monaten etwas engermaschig zu kontrollieren (wenn auch mehr aus psychologischen Gründen!).

25 Die Impfung gegen Varizellen

> **Fallbeispiel 24: Sollen 9-Jährige noch gegen Varizellen geimpft werden? Gibt es eine Impfindikation im medizinischen Bereich?**
>
> a) Eine Mutter kommt mit ihrem 14 Monate alten Sohn zur Impfung gegen Masern, Mumps, Röteln und Varizellen. Im Gespräch mit der Frau stellt sich heraus, dass die 9-jährige Schwester des Kleinen nicht gegen Varizellen geimpft ist und auch keine Varizellen hatte.
>
> • Sollte sie (mit neun Jahren) noch gegen Varizellen geimpft werden?
> • Wird die Impfung zu diesem Zeitpunkt noch von der Krankenkasse bezahlt?
>
> b) Eine 24-jährige Krankenschwester wird auf eine pädiatrisch-onkologische Station versetzt. Der leitende Arzt der Station fragt nach ihrer Immunität gegen Windpocken. Die junge Frau kann sich nicht erinnern, jemals Windpocken gehabt zu haben und wurde auch nicht dagegen geimpft.
>
> • Warum ist ein Schutz vor Varizellen bei ihr notwendig?
> • Kann man sich auf ihre Angabe verlassen, niemals Varizellen gehabt zu haben?
> • Wie ist gegebenenfalls die Varizellenimpfung durchzuführen?

25.1 Varizellen und Herpes Zoster

Das Varizella-Zoster-Virus ist der Erreger der Varizellen und des Herpes Zoster. Es handelt sich um ein Mitglied der Familie der Herpesviren, das wie alle Herpesviren eine Hülle und ein DNA-Genom besitzt. Die Varizellen (Windpocken) sind eine Kinderkrankheit mit einer Inkubationszeit von 14–16 Tagen. Nach einem uncharakteristischen Prodromalstadium mit Fieber und allgemeinem Krankheitsgefühl kommt es zum Auftreten eines juckenden Exanthem mit makulopapulösen und vesikulären Effloreszenzen, die nach einigen Tagen unter Krustenbildung abheilen. Die Windpocken sind bei gesunden Kindern eine im Allgemeinen harmlose Erkrankung. Gelegentlich kommt es zu bakteriellen Superinfektionen der Haut. Sehr seltene Komplikationen sind die Varizellenpneumonie und die Varizellenenzephalitis. Schwere und Komplikationsrate der Erkrankung nehmen mit dem Alter zu. Gefährlich sind Varizellen für Menschen mit Immundefekten, die lebensbedrohlich erkranken können, und für Schwangere. Infektionen während der ersten fünf Monate der Schwangerschaft können zu einer teratogenen Schädigung führen; Erkrankung der Mutter um den Geburtstermin kann beim Kind die meist sehr schwer verlaufenden neonatalen Varizellen hervorrufen.

Der Herpes Zoster tritt Jahre, meist Jahrzehnte nach Erstinfektion bei einer endogenen Reaktivierung des in den sensiblen Ganglien latent persistierenden Virus auf. Er äußert sich durch lokalisierte, meist brennende Schmerzen und der raschen Entwicklung von Papeln und Bläschen im Dermatom eines oder mehrerer Nerven.

Eine Therapie der Infektion mit Varicella-Zoster-Virus ist mit Aciclovir, Valaciclovir oder Famciclovir möglich. Bei immunologisch gesunden Kindern kann die orale Gabe von Aciclovir die Erkrankungsphase geringfügig abkürzen, ist wegen des günstigen Krankheitsverlaufs im Allgemeinen aber nicht indiziert. Angezeigt ist die Gabe von Aciclovir dagegen bei immunsupprimierten Patienten mit Windpocken oder Herpes Zoster. Eine orale Aciclovir-Therapie des Herpes Zoster beim immunologisch unauffälligen Patienten beschleunigt die Abheilung der Hauterscheinungen und reduziert das Ausmaß der akuten Neuritis.

Varicella-Zoster-Virus wird durch Tröpfcheninfektion übertragen. Die Infektiosität beginnt in der Regel ein bis zwei Tage vor Ausbruch des Exanthems und erlischt etwa mit dem fünften Exanthemstag. Die Varizellen sind hochkontagiös und besitzen eine hohe Manifestationsrate. Vor Einführung der generellen Impfung waren Zehnjährige bereits zu 60–70 % durchseucht; etwa 95 % aller Erwachsenen besitzen Immunität gegen Varizellen.

An Möglichkeiten zur Prophylaxe steht die passive und aktive Immunisierung zur Verfügung.

Die passive Immunisierung mit intramuskulär oder intravenös zu applizierendem Immunglobulin wird postexpositionell bei Menschen ohne Varizellenantikörper eingesetzt, für die Varizellen eine besondere Gefahr darstellen, wie Immunsupprimierte, Schwangere während der ersten fünf Monate und Neugeborene (s.o.).

25.2 Varizellenimpfstoff

25.2.1 Zusammensetzung/Herstellung

Der Varizellen-Impfstoff ist ein Lebendimpfstoff, der auf menschlichen Fibroblasten gezüchtetes attenuiertes Virus enthält. Die Attenuierung des Wildvirus zum Impfstamm (Oka-Stamm) wurde durch serielle Passagen auf humanen embryonalen Fibroblasten und Meerschweinchenfibroblasten erreicht. Der Impfstoff liegt monovalent und in Kombination mit Impfstoffen gegen Masern, Mumps und Röteln (MMRV) vor. Eine Dosis enthält ca. 1 500 Plaque-bildende Einheiten des Virus, daneben noch Gelatine und Spuren von Neomycin und Kälberserum.

25.2.2 Anwendung

Der Impfstoff wird unmittelbar vor Gebrauch im beigegebenen Lösungsmittel (Aqua dest.) gelöst. Bis 2008 wurde der monovalente Impfstoff Kindern von zwölf Monaten bis zwölf Jahre einmal subkutan injiziert. Kinder bzw. Jugendliche ab 13 Jahren erhielten zwei Dosen im Abstand von vier bis acht Wochen. Nachdem Langzeitstudien zeigten, dass die Immunität bei Kleinkindern, die nur eine Dosis erhielten, in den folgenden Jahren deutlich absank und Durchbruchinfektionen auftraten, werden heute auch für Kleinkinder zwei initiale Dosen empfohlen. Der Kombinationsimpfstoff wird zweimal im Abstand von sechs Wochen bis drei Monaten appliziert.

25.2.3 Wirksamkeit

Die Impfung führt in über 95 % zu schützenden Antikörpern. Der Langzeitschutz ist allerdings bei nur einmal geimpften Kleinkindern begrenzt; bereits fünf Jahre nach der Impfung kam es zu Durchbruchsinfektionen. Bei zweimal geimpften älteren Kindern und Jugendlichen scheint der Schutz länger anzuhalten. Inwieweit für die Aufrechterhaltung einer schützenden Antikörperkonzentration Kontakt mit Wildvirus notwendig ist, ist unklar. Ebenfalls unklar ist, ob die Impfung langfristig vor der Entwicklung eines Herpes Zoster schützt.

Auf Bevölkerungsebene war die Varizellenimpfung sehr erfolgreich: Die Einführung der generellen Impfung in den USA 1995 führte innerhalb von zehn Jahren zu einer Abnahme der Varizellenfälle um ca. 90 %.

25.2.4 Indikationen

Die Varizellen-Impfung ist in Deutschland seit 2004 *für alle Kinder im Alter von 11–14 Monaten* empfohlen. Bei nicht geimpften älteren Kindern und Jugendlichen ohne Varizellenanamnese soll die Impfung nachgeholt werden.

Weiter ist die Impfung angezeigt

- für *seronegative Frauen mit Kinderwunsch,*
- im arbeitsmedizinischen Bereich für *seronegative Personen im Gesundheitsdienst,* vorrangig in den Bereichen Pädiatrie, Onkologie, Gynäkologie (Schwangerenbetreuung), Geburtshilfe, Intensivmedizin und in der Betreuung von Immunsupprimierten. Hier steht vor allem der Schutz der u.U. besonders gefährdeten seronegativen Patienten (Immunsupprimierte, Schwangere, Neugeborene) vor einer durch das Personal übertragenen Varizelleninfektion im Vordergrund,
- für *besonders gefährdete seronegative Patienten*: a) vor immunsuppressiver Therapie oder Organtransplantation, b) mit schwerer Neurodermitis.

25.2.5 Kontraindikationen

Nicht eingesetzt werden darf der Impfstoff bei Lymphozytenzahlen unter 1 500/mm^3 bzw. noch laufender Chemotherapie. Schwangere dürfen ebenfalls nicht geimpft werden. Bei der Impfung von seronegativen Frauen ist ein Konzeptionsschutz über drei Monate erforderlich.

25.2.6 Nebenwirkungen

Spezifische Impfreaktionen sind flüchtige Fieberanstiege mit schwachem makulopapulösem Hautausschlag ein bis vier Wochen nach Impfung im Sinne einer Impfkrankheit, die in 1–3 % aller Impflinge auftreten. Die Bläschen sind infektiös, Übertragungen des Impfvirus auf andere Personen sind in Einzelfällen beobachtet worden. Bei immunsupprimierten Kindern kam es einige Jahre nach der Impfung gelegentlich zum Auftreten eines Herpes Zoster durch das Impfvirus; die Frequenz eines impfinduzierten Herpes Zoster war aber in dieser Gruppe wesentlich niedriger als die Frequenz einer Herpes-Zoster-Erkrankung durch das Wildvirus.

Diskussion Fallbeispiel 24: Sollen 9-Jährige noch gegen Varizellen geimpft werden? Gibt es eine Impfindikation im medizinischen Bereich?

a) Natürlich soll auch die Neunjährige noch geimpft werden; ein Ziel der generellen Varizellenimpfung ist ja auch, den Erreger zu eliminieren – und das funktioniert nur, wenn möglichst alle geimpft werden. Die Kassen übernehmen selbstverständlich auch bei Neunjährigen die Impfkosten.

b) Die junge Dame benötigt aus mehreren Gründen **unbedingt** einen Schutz vor Varizellen:

- Sie ist durch den engen Kontakt mit Kindern an ihrer neuen Arbeitsstelle besonders gefährdet.
- Varizellen verlaufen bei Erwachsenen deutlich schwerer als bei Kindern.
- Es muss ausgeschlossen werden, dass sie das Virus auf ihre kleinen Patienten überträgt, die zum großen Teil immunsupprimiert sind.
- Außerdem ist eine künftige Schwangerschaft wohl nicht auszuschließen – und in diesem Fall ist ein Schutz vor Varizellen ebenfalls wichtig (intrauterine Fruchtschädigung möglich bei Infektion in den ersten fünf Monaten, schwer verlaufende Infektion des Neugeborenen bei Erkrankung der Mutter um den Zeitpunkt der Geburt.

Da Varizellen einen hohen Manifestationsindex haben und meist ziemlich eindrücklich verlaufen (an den starken Juckreiz können sich die meisten noch erinnern!), ist

---

die Angabe, sie habe keine Varizellen gehabt, durchaus glaubhaft. Man kann also in diesem Fall guten Gewissens gleich impfen, eine Antikörpertestung ist nicht notwendig. Selbst wenn die Krankenschwester bereits Varizellen gehabt haben sollte und immun ist, so schadet die Impfung nicht – sie ist nur überflüssig.

Man sollte die junge Dame also impfen, und zwar mit zwei Dosen des Varizellenimpfstoffs im Abstand von vier bis acht Wochen.

26 Die Impfung gegen Humane Papillomviren

Fallbeispiel 25: Warum gegen Papillomviren impfen? Bietet die HPV-Impfung 100%igen Schutz?

a) Eine 17-jährige Gymnasiastin kommt in Ihre Sprechstunde wegen der neuen Impfung gegen Gebärmutterhalskrebs. Sie möchte zunächst von Ihnen wissen, wogegen denn diese Impfung genau sei: Sie habe gehört, sie richte sich gegen bestimmte Viren – wie bekomme man die denn, und wie kann man sich sonst dagegen schützen? Ist diese Impfung auch sicher, d.h., ist man dann auch 100%ig vor Gebärmutterhalskrebs geschützt? Wie wird die Impfung durchgeführt? Ist sie gefährlich?

- Wie werden humane Papillomviren übertragen?
- Welche Schutzmöglichkeiten gibt es?
- Was kann die Impfung gegen Humane Papillomviren verhindern, was nicht?
- Wie wird die Impfung durchgeführt?
- Mit welchen Nebenwirkungen muss nach der Impfung gerechnet werden? Welche Komplikationen können eintreten?

b) Eine 26-jährige junge Frau, seit drei Jahren verheiratet und seit einem Jahr Mutter einer Tochter, möchte die neue HPV-Impfung. Sie ist vor allem auch deshalb daran interessiert, weil sie dann wohl auf die lästige jährliche Vorsorgeuntersuchung verzichten könne.

- Besteht bei der jungen Frau eine Indikation für eine HPV-Impfung?
- Kann nach einer (erfolgreichen) HPV-Impfung auf die Vorsorgeuntersuchungen verzichtet werden?

26.1 Humane Papillomviren, Zervixkarzinom und Genitalwarzen

Papillomviren sind kleine, unbehüllte DNA-Viren. Sie können bei Menschen, Säugetieren und Vögeln Warzen, Papillome und maligne Tumore hervorrufen. Die ausschließlich auf den Menschen beschränkten humanen Papillomviren (HPV) verursachen die gewöhnlichen Warzen der Haut, die Genitalwarzen (Condylomata acuminata), Papillome des Larynx sowie Karzinome der Haut, des Enddarms und der Zervix uteri. Über 99 % aller invasiven Zervixkarzinome und 84 % aller ihnen vorausgehenden präkanzerösen Läsionen („cervical intraepithelial neoplasias", CIN) enthalten HPV-DNA. Von den über 100 bekannten menschlichen Papillomviren sind die so genannten „Hochrisikotypen" besonders eng mit der Entstehung von malignen Tumoren verknüpft, wie z.b. die Typen 16, 18, 31 und 45. Die HPV-Typen 16 und 18 sind für über 70 % aller Zervixkarzinome verantwortlich.

Papillomviren sind weltweit verbreitet. Sie werden durch direkten Kontakt über minimale Hautläsionen übertragen. Infektion und Virusreplikation finden ausschließlich im Epithelgewebe statt. Die häufigen genitalen HPV-Infektionen werden durch Sexualkontakt übertragen. Bis zu 70 % aller sexuell aktiven Frauen infizieren sich im Laufe ihres Lebens mit Hochrisikotypen von HPV. Allerdings sind die meisten Infizierten in der Lage, das Virus wieder zu eliminieren, ohne dass klinische Erscheinungen manifest werden. Nur bei einer Minderheit von infizierten Frauen kommt es daher zur Ausbildung eines Zervixkarzinoms. Bei Frauen, bei denen die Viren persistieren, beträgt die Dauer vom Zeitpunkt der Infektion bis zum Auftreten einer präkanzerösen Läsion vom Grad 3 (CIN 3) 1–10 Jahre. In Deutschland erkranken etwa 6 500 Frauen jährlich an einem Zervixkarzinom, etwa 1 500 sterben.

Wichtigste Präventionsmaßnahme des Zervixkarzinoms ist die Vorsorgeuntersuchung, die alle Frauen ab dem 20. Lebensjahr einmal pro Jahr wahrnehmen sollten. Durch die mikroskopische Untersuchung eines Abstrichpräparates der Zervix und des Zervixkanals sollen Vorstufen eines Zervixkarzinoms frühzeitig erkannt und gegebenenfalls entartetes Gewebe rechtzeitig entfernt werden. Die Infektion mit den wichtigsten Hochrisikotypen HPV 16 und 18 sowie mit den Erregern von Genitalwarzen (HPV 6 und 11) lässt sich durch die aktive Impfung verhindern.

26.2 Der Impfstoff gegen humane Papillomviren („HPV-Impfstoff")

26.2.1 Zusammensetzung/Herstellung

Die beiden gegenwärtig zugelassenen Impfstoffe enthalten so genannte „virus-like particles" (VLPs), die aus dem Hauptkapsidprotein L1 der Papillomviren bestehen. Diese L1-Proteine werden in gentechnisch veränderten Hefe- oder Insektenzellen produziert und bilden spontan sphärische Partikel mit einem Durchmesser von ca. 50 nm. Sie stellen leere Virushüllen dar und ähneln damit Viruspartikeln, enthalten aber keine virale DNA und besitzen damit kein onkogenes Potenzial. Zur Impfstoffherstellung werden die L1-VLPs durch Aufbrechen der Zellen freigesetzt, gereinigt und mit Adjuvans versetzt *(Abb. 15)*.

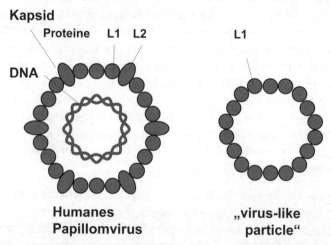

Abb. 15: Impfstoff gegen Humanes Papillomvirus. Das virale Oberflächenprotein L1 wird gentechnisch hergestellt und assoziiert spontan zu „virus-like particles", die mit Adjuvans versetzt als Impfstoff verwendet werden

Der Impfstoff Gardasil® (Merck) besteht aus L1-VLPs der Papillomvirustypen HPV6, 11, 16 und 18, die in Zellen von Saccharomyces cerevisiae (Bäckerhefe) produziert werden. Er enthält in 0,5 ml 20 µg HPV6-Protein, 40 µg HPV 11-Protein, 40 µg HPV16-Protein und 20 µg HPV18-Protein. Als Adjuvans ist Aluminium-Hydroxyphosphat-Sulfat zugesetzt. Er richtet sich gegen die onkogenen HPV-Typen HPV 16 und HPV 18 und zusätzlich gegen die genitalen Warzen verursachenden HPV 6 und HPV 11.

Der Impfstoff Cervarix® (GlaxoSmithKline) enthält L1-VLPs der HPV-Typen HPV16 und HPV18. Die VPLs werden mittels des Bakulovirussystems in Insektenzellen (Spodoptera frugiperda Sf9- und Trichoplusia ni Hi-5-Zellen) hergestellt. Eine Impfstoffdosis enthält in 0,5 ml je 20 µg der HPV 16- und HPV 18-L1-VPLs sowie das Adjuvans AS04 (500 µg Aluminiumhydroxid und 50 µg 3-deazyliertes Monophosphoryl-Lipid A (MPL)).

26.2.2 Anwendung

Beide Impfstoffe werden dreimal intramuskulär injiziert. Gardasil® wird zum Zeitpunkt 0, nach zwei und sechs Monaten verabreicht, Cervarix® zum Zeitpunkt 0 sowie nach einem und sechs Monaten.

26.2.3 Wirksamkeit

Mit beiden Impfstoffen wurden umfangreiche Wirksamkeits-, Sicherheits- und Immunogenitätsstudien durchgeführt. In einem Beobachtungszeitraum von bis zu vier Jahren schützten beide Impfstoffe vor persistierenden Infektionen mit HPV 16 oder HPV 18 sowie vor mit HPV 16 oder 18 assoziierten Präkanzerosen (CIN 2/3) oder Carcinomata in situ. Bei gegen HPV 6 und 11 geimpften Frauen traten keine Genitalwarzen auf. Neue Ergebnisse lassen vermuten, dass beide Impfstoffe auch einen gewissen Schutz vor Infektionen mit den onkogenen HPV-Typen 45 und 31 bieten, die phylogenetisch mit den HPV-Typen 16 und 18 verwandt sind. Über die Schutzdauer bzw. die Notwendigkeit von Auffrischimpfungen ist bisher nichts bekannt. Beobachtung der bisherigen Verläufe der spezifischen Antikörper lassen aber auf einen lange anhaltenden Schutz schließen.

Bei bereits vor der Impfung vorhandenen Infektionen mit HPV 16 oder 18 oder bei bereits bestehenden Läsionen durch diese beiden Typen führte die Impfung in einer dreijährigen Beobachtungszeit zu keiner Änderung des klinischen Verlaufes. Ob die Impfung auch vor Reinfektionen schützt, ist ungeklärt.

26.2.4 Indikationen

2007 wurde die Impfung von der Ständigen Impfkommission (STIKO) für alle Mädchen im Alter von 12–17 Jahren empfohlen. Die Impfung sollte möglichst vor dem ersten Geschlechtsverkehr erfolgen. Eine eindeutige Aussage darüber, ob die Impfung bei bereits infizierten Mädchen und Frauen wirksam und damit indiziert ist, ist nach dem derzeitigen Stand des Wissens nicht möglich. Auf bereits bestehende Infektionen hat sie keinen Einfluss, sie kann aber möglicherweise Reinfektionen verhindern.

26.2.5 Kontraindikationen

Spezifische Kontraindikationen gibt es nicht.

26.2.6 Nebenwirkungen

Beide Impfstoffe sind gut verträglich. Schwerwiegende, eindeutig der Impfung zuzuschreibende Reaktionen wurden bisher nicht beobachtet. Lokale Reaktionen an der Einstichstelle und Allgemeinreaktionen waren nicht häufiger als bei anderen, gut verträglichen Impfstoffen bzw. als in der Placebogruppe. Das galt auch für den Impfstoff Cervarix mit dem Adjuvans AS04, das als verhältnismäßig reaktogen bekannt ist. Schwere neurologische Reaktionen und Todesfälle, die in zeitlichem Zusammenhang mit der Impfung aufgetreten sind, ließen bei sorgfältiger Analyse keinen Hinweis auf eine kausale Verknüpfung mit der Impfung zu.

Diskussion Fallbeispiel 25: Warum gegen Papillomviren impfen? Bietet die HPV-Impfung 100%igen Schutz?

a) Ein umfangreicher Fragenkatalog, den die junge Dame da vorbringt – lassen Sie uns die Fragen systematisch beantworten!

Die für das Zervixkarzinom verantwortlichen Humanen Papillomviren werden durch Geschlechtsverkehr übertragen.

Davor schützen kann man sich durch Kondome, der Schutz ist aber keineswegs 100%ig. Der beste Schutz gegen die gefährlichsten Typen HPV 16 und 18 ist die aktive Impfung.

Die Impfung verhindert die Infektion mit diesen beiden Typen, hat aber keinen Einfluss auf eine bereits bestehende Infektion. Ein Impfstoff schützt auch vor den beiden Typen HPV 6 und 11, die für die Entstehung der Genitalwarzen verantwortlich sind.

Der Impfstoff wird in den Oberarm gespritzt. Für eine Grundimmunisierung sind drei Impfungen zum Zeitpunkt 0, nach einem bzw. zwei sowie nach sechs Monaten nötig. Die Impfung ist sehr gut verträglich, schwere Reaktionen oder gar Komplikationen, die eindeutig dem Impfstoff zuzuschreiben sind, sind bislang nicht bekannt geworden.

b) Die Frage, ob die junge Dame geimpft werden kann bzw. soll, kann derzeit nicht eindeutig beantwortet werden. Bestehende Infektionen werden durch die Impfung nicht beeinflusst. Ob nach der spontanen Elimination einer bestehenden Infektion zukünftige Infektionen verhindert werden können, ist nicht bekannt, aber wahrscheinlich. Wenn man sich zur Impfung entschlossen hat, sollte man die Finanzierung durch die Kassen abklären (die generelle Impfung wird nur bis zum vollendeten 18. Lebensjahr gezahlt).

Allerdings ist die Vorstellung der jungen Dame, nach der Impfung auf die Vorsorgeuntersuchung verzichten zu können, falsch. Die Impfung schützt ja lediglich vor den beiden Typen 16 und 18, Infektionen mit anderen Hochrisikotypen sind jederzeit möglich!

27 Die Impfung gegen Influenza

Fallbeispiel 26: Grippeimpfung auch noch während einer Grippeepidemie? Grippe trotz Grippeimpfung? Wovor schützt der pandemische Impfstoff?

a) Kurz nach Weihnachten sucht Sie eine 49-jährige Patientin in Ihrer Praxis auf, die Sie wegen klimakterischer Beschwerden betreuen und die außerdem insulinpflichtige Diabetikerin ist. Sie ist verunsichert durch diverse Zeitungsberichte über eine Grippeepidemie in Deutschland und möchte von Ihnen wissen, ob sie sich jetzt noch gegen Grippe impfen lassen könne.

• Ist eine Grippeimpfung jetzt – auf dem Höhepunkt der Grippewelle – noch sinnvoll?
• Worauf müssen Sie die Patientin gegebenenfalls hinweisen?

b) Sie haben eine von Ihnen wegen eines Hypertonus betreute 73-jährige alte Dame Anfang Oktober erstmals gegen Influenza geimpft. Im März sucht Sie die Patientin wieder auf und erzählt Ihnen dabei auch etwas erbost, die Grippeimpfung habe überhaupt nichts gebracht, sie habe in diesem Winter „gleich zweimal eine schwere Grippe" gehabt.

• Ist die Aussage der alten Dame glaubhaft?
• Wie sind diese Ereignisse gegebenenfalls erklärbar?

c) Im Rahmen der Impfkampagne gegen die pandemische „Neue Influenza" wird ein 28-jähriger Assistenzarzt einer Klinik für Innere Medizin geimpft. Er erhält zweimal im Abstand von fünf Wochen den adjuvantierten Impfstoff gegen H1N1. Er wird darauf hingewiesen, dass er sich auch gegen die saisonale Influenza impfen lassen sollte. Das leuchtet ihm nun nicht ein, denn er hat gehört, dass die Immunantwort auf den neuen Impfstoff besonders breit sein soll – er sollte also doch auch einen Schutz vor der saisonalen Grippe haben?

• Verleiht der Impfstoff gegen die Neue Influenza auch Schutz vor der saisonalen Grippe?

27.1 Influenza

Die Influenzaviren A, B und C sind umhüllte RNA-Viren der Familie Orthomyxovirus. Sie besitzen ein segmentiertes Genom aus acht bzw. sieben (Influenza C) einsträngigen RNA-Molekülen. Während Influenza-B- und C-Viren auf den Menschen beschränkt sind, besitzen Influenza-A-Viren ein weites Wirtsspektrum. Sie kommen bei einer Reihe von Säugetieren und Vögeln vor. Influenza A-Viren werden aufgrund von Unterschieden in ihren Oberflächenproteinen Hämagglutinin (H) und Neuraminidase (N) in Subtypen unterteilt. Die wichtigsten humanpathogenen Subtypen sind H3N2, H2N2 und H1N1. Influenzaviren sind hochvariabel. Punktmutationen können zu Aminosäureaustauschen im Hämagglutinin- und Neuraminidase-Molekül führen (Antigendrift). Bei Influenza-A-Viren kann es durch Infektion einer Zelle mit zwei verschiedenen Viren zum Austausch einzelner RNA-Moleküle und damit zur Entstehung eines neuen Subtyps kommen (Antigenshift).

Die Influenza (Grippe) beginnt im typischen Fall nach einer Inkubationszeit von ein bis fünf Tagen mit abrupt einsetzendem Fieber, Muskelbeschwerden, Kopfschmerzen, Pharyngitis und Husten. Bei jungen, gesunden Personen verläuft die Infektion nur selten schwer und heilt in der Regel innerhalb von wenigen Tagen aus. Zu schweren Erkrankungen mit nicht selten tödlichem Ausgang kommt es dagegen häufig bei älteren Personen jenseits des 60. Lebensjahrs sowie bei bereits vorgeschädigten Patienten mit Herz-Kreislauf-Erkrankungen, Lungenaffektionen, Diabetes mellitus, Nierenversagen, Anämien und Störungen des Immunsystems. Hauptgefahren sind hier die primäre Influenzapneumonie, eine sekundäre bakterielle Pneumonie und eine Verschlechterung der Grunderkrankung. Zur Behandlung der Influenza A und B stehen die Neuraminidasehemmer Zanamivir und Oseltamivir zur Verfügung. Amantidin kann zur Therapie der Influenza A eingesetzt werden. Wichtig ist der Beginn der Therapie innerhalb der ersten 48 Stunden nach Erkrankungsbeginn. Amantadin und Oseltamivir können auch prophylaktisch eingesetzt werden.

Die Influenza wird in erster Linie durch Tröpfcheninfektion übertragen. Das Virusreservoir für Infektionen des Menschen ist fast immer der Mensch. Unter den drei verschiedenen Influenza-Typen führen Influenza-A-Viren und in geringerem Ausmaß auch Influenza-B-Erreger zu regelmäßig wiederkehrenden Epidemien („saisonale Influenza"), während die Influenza C nur sporadisch auftritt und lediglich milde Krankheitserscheinungen verursacht. Aufgrund der genetischen Instabilität des Influenza-A-Virus kann es zu Mutationen und Neukombinationen der verschiedenen Hämagglutinin- und Neuraminidase-Formen und damit zu neuen Varianten und Subtypen des Virus kommen (s.o.). Die Immunität gegen Influenza A ist gegen diese beiden Antigene gerichtet, wobei die Antikörper gegen das Hämagglutinin neutralisierend sind. Die Influenza-A-Immunität ist subtypenspezifisch, die Kreuzimmunität gegenüber anderen Subtypen ist gering oder fehlt völlig. Veränderte Erreger treffen daher häufig auf eine weitgehend empfängliche Bevölkerung, was die in verhältnismäßig kurzen Abständen wiederkehrenden Influenzaepidemien erklärt. Die Influenza tritt endemisch in den Wintermonaten auf. Trotz des in den meisten Fällen harmlosen Verlaufs sterben in Deutschland jährlich etwa 6 000 Menschen, meist Alte und Patienten mit chronischen Grunderkrankungen. Daher ist gerade für diese Menschen eine Prophylaxe in Form der aktiven Impfung wichtig.

Tierische Influenzaviren sind nur schwer an den Menschen adaptierbar und stellen daher in der Regel keine unmittelbare Gefahr dar. Auch das weltweite Auftreten des H5N1-Virus hat daran nichts geändert; fast alle Erkrankungs- und Todesfälle beim Menschen sind auf einen sehr intensiven Kontakt mit dem Erreger oder mit erregerbelastetem Material zurückzuführen. Die Übertragung des Erregers von Mensch zu Mensch ist bisher nur in Ausnahmefällen beschrieben worden. Allerdings ist die Befürchtung nicht ganz von der Hand zu weisen, dass durch Mutationen ein Erreger entsteht, der leichter auf den Menschen übertragbar ist und von Mensch zu Mensch weitergegeben werden kann. Ein derartiges verändertes H5N1-Virus, gegen das in der menschlichen Population keine Immunität besteht, könnte dann eine Pandemie, also eine weltumspannende Epidemie, auslösen.

Im Jahr 2009 trat nun tatsächlich eine Pandemie auf – die erste nach der Influenzapandemie von 1977 – aber nicht mit einem mutierten H5N1-Virus, sondern einem bislang noch nie beobachteten Schweinevirus vom Typ H1N1. Bezüglich seiner Pathogenität glich der neue Erreger der saisonalen Influenza, schien aber etwas leichter von Mensch zu Mensch übertragen zu werden. Personen unter 60 Jahren waren offensichtlich völlig ungeschützt, während bei älteren Menschen eine gewisse Basisimmunität zu bestehen schien. Offenbar hatte ein Teil der älteren Population vor langer Zeit bereits Kontakt mit ähnlichen Viren gehabt. Der Erreger trat zunächst in Mexiko auf und verbreitete sich rasch weiter. Nachdem er im Juni 2009 alle Kontinente erfasst hatte, wurde von der

Weltgesundheitsorganisation WHO eine Pandemie ausgerufen. Die Erkrankung, zunächst als „Schweinegrippe" bezeichnet, erhielt den offiziellen Namen „Neue Influenza". Mit der Ausrufung einer Pandemie trat in Deutschland wie in vielen anderen Staaten der nationale Pandemieplan in Kraft, der als eine der wichtigsten Maßnahmen vorsieht, durch Impfungen Morbidität und Mortalität in der Bevölkerung möglichst gering zu halten.

27.2 Der Impfstoff gegen Influenza

27.2.1 Zusammensetzung/Herstellung

Wichtigste Bestandteile des *Influenza-Totimpfstoffes* sind das *Hämagglutinin* der Virusoberfläche, gegen das die neutralisierenden Antikörper gerichtet sind, und die *Neuraminidase*. Zur Herstellung des Impfstoffes werden Influenzaviren in befruchteten Hühnereiern, seit Kurzem auch in Zellkulturen gezüchtet. Aus den mittels Formaldehyd oder β-Propiolacton inaktivierten Viren werden die Lipide der Virusmembran mittels organischer Lösungsmittel oder Detergentien entfernt und die resultierende Präparation als sogenannte *„Spalt"- oder „split"-Vakzine* eingesetzt. *„Subunit"-Vakzinen* werden durch weitere Reinigung der Virusproteine und Anreicherung des Hämagglutinins hergestellt. Neben der Mehrzahl der Influenza-Totimpfstoffe ohne Adjuvans gibt es zwei adjuvantierte Präparationen. In einem für Personen ab 65 Jahren vorgesehenen Impfstoff wird *MF59* eingesetzt, eine Öl/Wasser-Emulsion, die als Bestandteile Squalen, Sorbitantrioleat und Polysorbat 80 enthält, ein nichtionisches Detergens. Ein weiterer Grippeimpfstoff besteht aus sogenannten *Virosomen*. Dabei handelt es sich um sphärische Partikel aus Lecithin, die auf ihrer Oberfläche das Hämagglutinin und die Neuraminidase des Influenzavirus tragen. Influenza-Totimpfstoffe sind nach den Vorgaben der WHO bezüglich ihres Hämagglutiningehalts standardisiert und enthalten 15 µg des Proteins pro Dosis. Alle Influenzaimpfstoffe sind trivalent: Sie enthalten Impfantigene von zwei Varianten des Influenza-A-Virus und eines Influenza-B-Virus. Die Zusammensetzung wird jährlich den aktuell zirkulierenden Influenza-Stämmen angepasst.

Die Gefahr einer *Pandemie* mit dem Influenzastamm *H5N1*, dem Erreger der „Vogelgrippe", war Veranlassung zur Schaffung so genannter *„pandemischer Impfstoffe"*.

Sie enthalten nur Antigene eines Virusstamms (H5N1) und unterscheiden sich noch in einigen weiteren Punkten von den saisonalen Impfstoffen. Grund dafür ist in erster Linie die Notwendigkeit, im Pandemiefall in sehr kurzer Zeit sehr viele Impfstoffdosen zu produzieren, einmal, weil man möglichst viele Menschen schützen möchte, zum zweiten, weil für eine ausreichende Immunisierung zwei Dosen verabreicht werden müssen. Letzteres ist erforderlich, weil die meisten Menschen mit diesem oder einem ähnlichen Erreger bisher noch keinen Kontakt hatten und daher immunologisch „naiv" sind (wie Kleinkinder, die bei der Impfung gegen die saisonale Impfung ebenfalls zwei Dosen bekommen, s.u.). Um genügend Impfstoff herstellen zu können, wurde die Antigenmenge pro Dosis reduziert. Zur Erzielung einer ausreichende Immunantwort war es in diesem Fall allerdings notwendig, entweder statt gereinigter Virusantigene gesamte, inaktivierte Viren einzusetzen (diese Impfstoffe, die früher auch gegen die saisonale Grippe verwendet wurden, weisen eine höhere Immunogenität, allerdings auch stärkere Nebenwirkungen auf) oder dem Impfstoff Adjuvantien zuzufügen, die die Immunantwort verstärken. Entsprechende Pandemieimpfstoffe wurden als „Musterimpfstoffe" gegen den Vogelgrippeerreger in den letzten Jahren hergestellt und getestet. Vier dieser gegen H5N1 gerichteten Impfstoffe wurden aufgrund von Untersuchungen an jeweils mehreren Hundert Probanden, in denen sie sich als wirksam und gut verträglich erwiesen hatten, von der europäischen Zulassungsbehörde (EMEA) als pandemische Impfstoffe (für den Fall einer Pandemie mit dem Vogelgrippevirus H5N1) zugelassen.

Impfstoffe gegen den jetzt zirkulierenden Schweinegrippeerreger unterscheiden sich von diesen bereits zugelassenen Pandemieimpfstoffen nur dadurch, dass die Antigene des H5N1-Virus durch die Antigene des neuen Erregers H1N1 ersetzt wurden (also durch den gleichen Prozess, der jedes Jahr bei der Herstellung des neuen saisonalen Impfstoffs angewandt wird).

In Deutschland hat man sich für den Einsatz der beiden adjuvantierten Impfstoffe entschieden. Die Adjuvantien, die diese Impfstoffe enthalten, sind prinzipiell gleich. Es handelt sich um so genannte Öl/Wasser-Emulsionen, die in Form winziger Tröpfchen dem Impfantigen beigemischt sind. Das eine Adjuvans (MF59) wird bereits seit über zehn Jahren in einem saisonalen Impfstoff für Menschen > 65 Jahren eingesetzt (s.o.). Das andere Adjuvans (AS03) enthält wie MF59 Squalen und Polysorbat 80, das Sorbitantrioleat ist aber durch DL-α-Tocopherol, eine Form des Vitamins E, ersetzt. Die Zulassungsstudien zeigten die gute Wirksamkeit (Induktion schützender Antikörper) und Verträglichkeit der beiden Impfstoffe, allerdings war Häufigkeit und Stärke von Lokalreaktionen etwas ausgeprägter als nach nicht adjuvantierten Vakzinen. Ein zusätzlicher spezifischer Effekt der verwendeten Adjuvantien besteht darin, dass die Immunantwort breiter ausfällt, d.h. auch Schutz vor leicht veränderten Antigenen bietet.

27.2.2 Anwendung

Influenza-Totimpfstoffe werden subkutan oder (besser) intramuskulär injiziert. Kinder ab dem vollendeten dritten Lebensjahr, Jugendliche und Erwachsene erhalten eine volle Dosis zu 0,5 ml, Kinder von sechs Monaten bis zum vollendeten dritten Lebensjahr die Hälfte. Im Allgemeinen ist eine Einzeldosis ausreichend. Kinder unter 13 Jahren, die noch keine Influenzaimpfung bekommen haben (und die u.U. noch keine ausreichende „immunologische Erfahrung" mit Influenzaviren gemacht haben), werden zweimal im Abstand von mindestens vier Wochen geimpft. Die Impfung mit dem saisonalen Impfstoff muss jedes Jahr im Herbst mit dem aktuellen Präparat vorgenommen werden.

27.2.3 Wirksamkeit

Durch den saisonalen Impfstoff wird bei etwa 90% aller gesunden Menschen unter 60 Jahren ein effektiver Schutz vor Influenza aufgebaut. Ältere Menschen (≥ 65 Jahre) sprechen schlechter auf die Impfung an. Nur etwa 50–60% sind vor Infektionen geschützt.

27.2.4 Indikationen

Die saisonale Influenzaimpfung ist indiziert

a) für Menschen, für die eine Influenza eine besondere Gefährdung darstellt,

b) für Menschen mit erhöhtem Infektionsrisiko,

c) für Personen, die als mögliche Infektionsquelle für von ihnen betreute ungeschützte Risikopersonen fungieren können.

Unter a) finden sich alle Personen ab dem 60. Lebensjahr sowie Kinder, Jugendliche und Erwachsenen mit erhöhter Gefährdung infolge eines Grundleidens (chronische Lungen-, Herz-Kreislauf-, Stoffwechselkrankheiten). Zu den Personen mit hohem Expositionsrisiko b) gehören neben Personal mit regem Publikumsverkehr vor allem alle im medizinischen Bereich Beschäftigten, die Kontakt mit Patienten haben. Die vollständige Impfung des Krankenhauspersonals ist auch wichtig, um die Übertragung der Infektion auf Patienten zu unterbinden c). Aus diesem Grund sollten auch alle geimpft werden, die in Wohngemeinschaft mit alten Menschen oder Immunsupprimierten leben.

Die Indikation für den pandemischen Impfstoff hängt von der Schwere und der Ausbreitungsgeschwindigkeit der Pandemie ab.

27.2.5 Kontraindikationen

Eine Allergie gegen Hühnereiweiß ist eine Gegenanzeige gegen eine Impfung mit Impfstoffen, die in Hühnereiern hergestellt wurden.

27.2.6 Nebenwirkungen

Gelegentlich kann es nach ein bis drei Tagen an der Impfstelle zu leichten Schmerzen, Rötung und Schwellung kommen. Auch Allgemeinsymptome wie Fieber, Frösteln, Müdigkeit, Unwohlsein, Kopf-, Muskel- und Gelenkschmerzen sind möglich. Die Lokal- und Allgemeinreaktionen sind in der Regel von vorübergehender Natur und klingen ohne Therapie rasch und folgenlos ab. In Einzelfällen (etwa 1 : 1 Mio.) wurde nach Influenzaimpfung ein Guillain-Barré-

Syndrom beobachtet. Ein ursächlicher Zusammenhang muss angenommen werden.

Sehr selten werden allergische Reaktionen beobachtet. Die Influenzaimpfstoffe können neben minimalen Mengen von Hühnereiweiß noch Spuren von Antibiotika enthalten, z.B. Polymyxin B, Kanamycin und Neomycin.

Diskussion Fallbeispiel 26: Grippeimpfung auch noch während einer Grippeepidemie? Grippe trotz Grippeimpfung?

a) Natürlich ist eine Grippeimpfung auch jetzt noch sinnvoll. Freilich nützt die Impfung nichts, wenn eine Infektion bereits stattgefunden hat oder während der ersten Tage nach der Impfung stattfindet. Darauf sollte man die Dame hinweisen. Mit einem Schutz ist acht bis zehn Tage nach der Impfung zu rechnen.

b) Dass die alte Dame gleich zweimal an Influenza erkrankt ist, kann man praktisch ausschließen. Wahrscheinlich hat es sich bei beiden Erkrankungen um schwer verlaufende grippale Infekte anderer Ursachen gehandelt. Meist kursieren zur Zeit einer Grippeepidemie noch andere Erreger von respiratorischen Infekten, wie das Respiratory syncytial Virus (RSV) oder Parainfluenzaviren. Andererseits ist es durchaus möglich, dass eine der beiden Erkrankungen eine echte Influenza war. Die Schutzrate nach Impfung von alten Menschen liegt bei nur 50–60%, Erkrankungen an Influenza können also tatsächlich trotz Impfung auftreten!

c) Die Oberflächenantigene Hämagglutinin und Neuraminidase des Erregers der „Neuen Influenza" unterscheiden sich deutlich von denen der saisonalen Influenzastämme. Eine Immunität gegenüber diesen Stämmen ist daher von der Impfung mit dem Impfstoff gegen die Neue Influenza nicht zu erwarten. Dagegen kann der Impfstoff Schutz vor durch Punktmutationen des Hämagglutinins oder der Neuraminidase geringfügig veränderten Viren verleihen, weil er aufgrund des Adjuvans ein breiteres Antikörperspektrum induziert. Der junge Kollege kann also mit einem guten Schutz gegen die Neue Grippe rechnen, selbst wenn der Erreger sich durch Antigendrift etwas verändert. Er sollte sich aber auf jeden Fall auch gegen die saisonale Grippe impfen lassen!

---

28 Standardimpfungen mit Kombinationsimpf- stoffen

Fallbeispiel 27: Wird das Immunsystem durch den 6-fach Impfstoff überlastet? Können die einzelnen Impfstoffe eines Kombinationsimpfstoffes sich gegenseitig negativ beeinflussen? Impfung gegen Mumps – mit dem MMR-Impfstoff? Pertussisimpfung indiziert, aber vor zwei Jahren letzte Tetanus-Diphtherie-Impfung!

a) Sie versuchen eine impfkritische Mutter davon zu überzeugen, ihren mittlerweile drei Monate alten Sohn impfen zu lassen. Sie erklären ihr, dass die ersten vier Impfungen mit dem 6-fach Impfstoff durchgeführt würden – was den großen Vorteil hat, dass für sechs Impfstoffe nur ein Stich notwendig ist. Hier hakt die junge Dame aber sofort ein und meint, dass sechs Impfstoffe gleichzeitig doch wohl das kindliche Immunsystem, das sich ja erst entwickeln müsse, überforderten. Außerdem habe sie in ihrer Ausbildung – sie ist pharmazeutisch-technische Assistentin – immer wieder gehört, wie verschiedene gleichzeitig verabreichte Arzneimittel sich gegenseitig beeinflussen würden – das sei doch bei sechs gleichzeitig applizierte Impfstoffen auch nicht auszuschließen! Was meinen Sie zu diesen Fragen?

* Kann das Immunsystem eines drei Monate alten Kindes durch die gleichzeitige Gabe von sechs Impfstoffen überfordert werden?
* Kann es zu Interaktionen der einzelnen Impfstoffe im 6-fach Impfstoff kommen, die möglicherweise die Immunantwort auf die eine oder andere Komponente stören?

b) Ein 3½-jähriges Mädchen, bisher nicht gegen Masern, Mumps und Röteln geimpft, erkrankt an Masern. Die verhältnismäßig schwer verlaufende Erkrankung gibt den Eltern doch zu denken und sie wollen ihre Tochter nun, nach ihrer Genesung, gegen Mumps und Röteln impfen lassen. Nun gibt es aber keinen monovalenten Mumpsimpfstoff; die einzige Impfmöglichkeit besteht in der Verabreichung des MMR-Impfstoffes. Die Eltern haben nun Bedenken, dass die Masernkomponente des Impfstoffs zu unliebsamen Reaktionen bei dem bereits gegen Masern immunen Kind führen könnte.

* Kann die MMR-Impfung schaden, wenn bereits Immunität gegen eine der Komponenten besteht?

c) Eine junge Ärztin tritt ihre erste Stelle in einer Kinderklinik an. Sie soll in der Neonatologie eingesetzt werden soll, weshalb die Klinik einen Schutz vor Pertussis verlangt. Da sie niemals gegen Pertussis geimpft wurde und auch wissentlich in den letzten Jahren keine Pertussiserkrankung durchgemacht hat, soll sie geimpft werden. Nachdem es keinen monovalenten Pertussisimpfstoff gibt, kommt nur die Kombination TdaP infrage. Nun ist die junge Dame vor knapp zwei Jahren gegen Tetanus und Diphtherie geimpft worden.

- Kann man sie nach so kurzer Zeit mit dem Kombinationsimpfstoff impfen?

Der gegenwärtige Impfkatalog für Kleinkinder sieht Impfungen mit zwölf verschiedenen Impfstoffen vor, die als insgesamt 34 Einzelimpfungen appliziert werden müssten. Auch die notwendigen Auffrischimpfungen im Alter von fünf bis sechs Jahren und bei den 12- bis 17-Jährigen bestehen aus jeweils drei bzw. vier Injektionen. Müssten diese Impfstoffe tatsächlich einzeln verabreicht werden, würde das nicht nur die Grundimmunisierung enorm zeitaufwändig machen, weil üblicherweise nicht mehr als zwei, maximal drei Impfungen gleichzeitig durchgeführt werden, sondern wegen der zahlreichen Injektionen sicher auch die Impfbereitschaft (der Mütter) deutlich reduzieren. Deshalb sollten, wo immer möglich, Kombinationsimpfstoffe verwendet werden.

28.1 Kombinationsimpfstoffe für die Impfungen in den ersten zwei Lebensjahren

Für die ersten Impfungen stehen Kombinationsimpfstoffe gegen folgende Erkrankungen bzw. Erreger zur Verfügung:

- Tetanus-Diphtherie-Pertussis (TDap)
- Tetanus-Diphtherie-Pertussis-Polio-Hib (TDap-IPV-Hib)
- Tetanus-Diphtherie-Pertussis-Polio-Hib-Hep B (TDap-IPV-Hib-HB)

Alle drei Impfstoffkombinationen enthalten $\geq$ 30 IE Diphtherietoxoid. Ihre Anwendung ist zugelassen vom vollendeten 2. Lebensmonat bis zum vollendeten 3.–6. Lebensjahr. Das Höchstalter ist herstellerabhängig, es gibt allerdings keinen immunologischen Grund, warum nicht alle Impfstoffe bis zum Ende des 6. Lebensjahres verwendet werden können. Hauptgrund für eine Altersbegrenzung bis zu diesem Zeitpunkt ist die Konzentration des Diphtherieimpfstoffs. Die in diesen Impfstoffen enthaltene Menge sollte nicht über das vollendete 6. Lebensjahr hinaus verwendet werden, weil die Gefahr stärkerer lokaler und systemischer Nebenwirkungen dann ansteigt. Die Hib-Komponente der Fünf- und Sechsfachimpfstoffe ist bei gesunden Kindern nur bis zum vollendeten 5. Lebensjahr indiziert. Der Sechsfachimpfstoff enthält die Kinderdosis an HBsAg, die bis zum 16. Lebensjahr verabreicht werden kann.

Standardimpfung im ersten Lebensjahr sollte die Sechsfachimpfung sein. Sie wird viermal appliziert. Drei Impfungen werden mit Beginn des 3. Monats in jeweils 4-wöchigen Abständen verabreicht, eine vierte Impfung (Booster-Impfung) erfolgt frühestens sechs Monate nach der 3. Impfung im Alter von 11–14 Monaten. Die viermalige Gabe ist notwendig wegen der Tetanus-, Diph- therie- und Pertussiskomponente. Dadurch werden die Impfstoffe gegen Polio, Hib und Hepatitis B statt dreimal ebenfalls viermal verabreicht; die zusätzliche Dosis hat aber keinerlei negative Auswirkungen, sondern ist wahrscheinlich speziell für den Schutz gegen Hepatitis B sogar von Vorteil.

Der Fünffachimpfstoff kann in zwei Situationen indiziert sein. Zum einen, wenn ein Kind bereits unmittelbar nach der Geburt aktiv-passiv (oder auch nur aktiv) gegen Hepatitis B geimpft wurde, weil die Mutter HBsAg-positiv ist. In diesen Fällen erfolgt die erste Impfung mit einem monovalenten Impfstoff noch im Kreißsaal in der Regel zusammen mit der Gabe von Hepatitis-B-Immunglobulin. Die zweite Dosis des monovalenten Hepatitis-B-Impfstoffes wird vier Wochen später gegeben, die dritte Dosis nach weiteren fünf Monaten zu Beginn des 7. Monats. Die Impfung mit dem Fünffachimpfstoff wird genauso durchgeführt wie oben für den hexavalenten Impfstoff beschrieben, beginnend zu Beginn des dritten Lebensmonats. Ein weiterer Grund für die Verwendung des Fünf- fachimpfstoffs ist dann gegeben, wenn die Eltern ihrem Kind möglichst frühzei- tig auch einen Schutz vor Hepatitis A zukommen lassen wollen und dazu den Kombinationsimpfstoff Hepatitis A/Hepatitis B nutzen wollen. Dieser Impfstoff wird dreimal zum Zeitpunkt 0, nach einem und nach sechs Monaten verimpft und kann ab dem vollendeten 1. Lebensjahr eingesetzt werden.

Zur Impfung gegen Masern, Mumps, Röteln und Varizellen gibt es zwei Kom- binationspräparate, nämlich gegen

- Masern, Mumps, Röteln (MMR)
- Masern, Mumps, Röteln, Varizellen (MMRV)

Beide Kombinationen müssen zur Grundimmunisierung im Kindesalter zweimal mit einem Mindestabstand von vier Wochen gegeben werden. Wird die erste Impfung zeitgerecht mit 11–14 Monaten durchgeführt, so ist es besser, die zweite Impfung nicht gleich nach vier Wochen, sondern erst gegen Ende des zweiten Lebensjahres zu verabreichen, um sicher zu sein, dass keine mütterlichen Antikörper mehr interferieren können.

Das Mindestalter ist elf Monate. Die Impfung kann aber in begründeten Fällen, etwa wenn das Kind in einer Gemeinschaftseinrichtung untergebracht wird, auch schon ab dem 9. Lebensmonat durchgeführt werden. In diesem Fall ist allerdings die Gefahr, dass aufgrund von mütterlichen Antikörpern die Impfung nicht angeht, deutlich größer. Deshalb sollte die zweite Impfung etwa drei Monate später erfolgen.

Eine Alterbegrenzung für die MMR-Impfung gibt es nicht. Die Kombination mit der Varizellenkomponente ist bis zum Ende des 12. Lebensjahres zugelassen.

28.2 Kombinationsimpfstoffe für Auffrischimpfungen ab dem 3.– 6. Lebensjahr

Verfügbar sind Impfstoffe gegen

- Tetanus-Diphtherie (Td)
- Tetanus-Diphtherie-Pertussis (Tdap)
- Tetanus-Diphtherie-Polio (Td-IPV)
- Tetanus-Diphtherie-Pertussis-Polio (Tdap-IPV)

Alle Impfstoffkombinationen enthalten die reduzierte Menge an Diphtherietoxoid (2 IE/l). Sie sind zur Auffrischimpfung je nach Hersteller ab dem vollendeten 3.–6. Lebensjahr zugelassen.

Die Tetanus-Diphtherie-Pertussiskombination ist zur obligaten Auffrischimpfung der 5- bis 6-Jährigen indiziert. Etwa zehn Jahre später, auf jeden Fall aber noch vor dem 18. Geburtstag (weil nur bis zu diesem Zeitpunkt die empfohlenen Auffrischimpfungen von den Kassen noch übernommen werden), erfolgt eine weitere Auffrischimpfung mit der Kombination Tdap-IPV.

Weil es keinen monovalenten Pertussisimpfstoff gibt, muss die Pertussiskombination auch verwendet werden, wenn eine Impfung gegen Pertussis notwendig ist. Dabei sollte zu einer vorausgegangenen Tetanus-Diphtherieimpfung wenn möglich ein Abstand von fünf Jahren eingehalten werden. Besteht dringender Bedarf nach einer sofortigen Pertussisimpfung, kann die Impfung mit der TdaP-Kombination aber auch kurz nach einer vorausgegangenen Impfung gegen Tetanus und Diphtherie vorgenommen werden, sofern frühere Tetanus-Diphtherieimpfungen gut vertragen wurden.

Diskussion Fallbeispiel 27: Wird das Immunsystem durch den 6-fach-Impfstoff überlastet? Können die einzelnen Impfstoffe eines Kombinationsimpfstoffes sich gegenseitig negativ beeinflussen? Impfung gegen Mumps – mit dem MMR-Impfstoff? Pertussisimpfung indiziert, aber vor zwei Jahren letzte Tetanus-Diphtherie-Impfung?

a) Bereits bei der Geburt und von da an kontinuierlich wird das Neugeborene mit einer Vielzahl von Erregern konfrontiert. Es kommt in Kontakt mit Keimen aus dem Geburtskanal, der Umgebung, der Nahrung (wenn es nicht mehr ausschließlich gestillt wird). Das kindliche Immunsystem ist von Anfang an in der Lage, sich erfolgreich mit diesen Erregern auseinanderzusetzen, durchaus auch mit mehreren verschiedenen Erregern gleichzeitig. Die Zahl der verschiedenen Antigene, die bei einer natürlichen Infektion dem Immunsystem präsentiert werden, gehen in die Hunderte. Demgegenüber bestehen unsere Impfstoffe aus hoch gereinigten Komponenten: der 6-fach Impfstoff enthält lediglich 23 verschiedene Antigene. Die Gesamtmenge an Protein und Kohlenhydrat einer Impfdosis macht weit weniger an Fremdmaterial aus, als bei einer beliebigen Infektion in den Organismus eindringt. Von einer „Überforderung" des Immunsystems durch den 6-fach-Impfstoff kann daher nicht die Rede sein!

Prinzipiell kann es durchaus vorkommen, dass bei der gleichzeitigen Verabreichung mehrerer Antigene in einer Spritze die Immunantwort gegen eine der Komponenten abgeschwächt oder sogar unterdrückt wird. Im Rahmen eines in der Regel sehr langwierigen und aufwändigen Erprobungs- und Evaluierungsverfahrens wird ein Kombinationsimpfstoff jedoch so optimiert, dass gegen alle Teilkomponenten eine ausreichende Immunität aufgebaut wird. Erst wenn das erreicht ist, kann ein solcher Impfstoff zugelassen werden. Bei einem zugelassenen Impfstoff muss also nicht mehr befürchtet werden, dass einzelne Komponenten nicht ausreichend immunogen sind.

b) Die Kleine kann unbesorgt mit dem MMR-Impfstoff geimpft werden. Es handelt sich dabei ja um einen Lebendimpfstoff. Das Impfvirus, das nur in sehr geringer Menge im Impfstoff enthalten ist, muss sich im Impfling vermehren, denn nur auf diese Weise entstehen ausreichende Mengen an Antigen, um das Immunsystem zu stimulieren. Sind zum Zeitpunkt der Impfung aufgrund einer vorausgegangenen Infektion mit dem entsprechenden Erreger oder einer Impfung schon Antikörper vorhanden, so kann sich das Impfvirus nicht vermehren und bleibt wirkungslos.

c) Mehrere kurz hintereinander durchgeführte Impfungen gegen Tetanus und Diphtherie können zu ausgeprägten Lokal- und systemischen Reaktionen führen. Daher wird prinzipiell empfohlen, erst fünf Jahre nach einer vorausgegangenen Tetanus-Diphtherie-Impfung eine Impfung mit der Kombination TdaP vorzunehmen. Besteht allerdings wie in unserem Fall eine dringende Notwendigkeit für einen baldigen Impfschutz gegen Pertussis, so kann die Impfung durchaus früher (z.B. wie im vorliegenden Fall zwei Jahre nach Td-Impfung) durchgeführt werden, wenn die früheren Impfungen gegen Tetanus und Diphtherie gut vertragen wurden.

Teil III /2: Indikations- und Reise-impfungen

In den folgenden Kapiteln beschäftigen wir uns mit Impfungen, die nur in ganz bestimmten Situationen notwendig sind.

29 Die Impfung gegen Rotaviren

Fallbeispiel 28: Rotavirusimpfung: Warum nicht von den Kassen bezahlt? Soll man sechs Monate alten Säugling impfen? Gibt es eine Impfindikation für Erwachsene?

a) Sie erklären einer Mutter, deren zwei Monate alte Tochter Sie mit dem 6-fach-Impfstoff geimpft haben, dass es seit Kurzem nun auch einen Impfstoff gegen Rotaviren gibt, die die häufigsten Durchfallerreger bei Kleinkindern darstellen. Die Kosten für diese Impfung würden aber die Kassen nicht übernehmen. Die Mutter meint nun, wenn die Kassen die Impfstoffkosten in diesem Fall nicht zahlten, müsse wohl irgendetwas nicht mit dem Impfstoff stimmen, denn Kinderimpfungen würden ja üblicherweise von den Kassen erstattet.

- Warum werden gegenwärtig die Kosten für die Rotavirusvakzine von den (meisten) Kassen nicht übernommen?

b) Die Mutter eines sechs Monate alten Jungen möchte ihren Sohn gegen Rotaviren impfen lassen. Sie hat gehört, dass es sich bei diesem Virus um einen gefährlichen Durchfallerreger handelt, vor dem sie ihr Kind schützen möchte.

- Befürworten Sie die Impfung?

c) Die Leiterin eines Altenheims ruft sie an. Im Heim gab es letzten Winter einen Rotavirusausbruch, bei dem drei Heiminsassen so schwer erkrankten, dass sie ins Krankenhaus mussten. Sie hat sich nun informiert und gelesen, dass eine Rotavirusinfektion selbst in Deutschland gelegentlich zu Todesfällen unter alten Menschen führt, und fragt nun bei Ihnen an, ob man die Heiminsassen nicht gegen diese Viren impfen könne; es gäbe ja wohl jetzt einen Impfstoff gegen diese Erreger.

- Sind diese Aussagen richtig? Kann bzw. sollte man die Altenheiminsassen impfen?

29.1 Rotavirusinfektionen

Rotaviren sind nicht umhüllte annähernd runde Partikel von ca. 70 nm Durchmesser. Sie besitzen ein Genom aus elf Segmenten doppelsträngiger RNA, das von drei konzentrischen Proteinschalen (Kapsiden) umschlossen wird. Rotaviren werden auf der Basis der zwei Strukturproteine VP2 und VP6 in sieben Serogruppen (A-G) eingeteilt. Für die weitere Unterteilung der Serogruppen in Serotypen werden die Oberflächenproteine VP4 und VP7 herangezogen. Sie sind die Zielstrukturen für neutralisierende Antikörper; man unterscheidet 20 VP4- („P"-) Serotypen und 14 VP7- („G-) Serotypen. Rotaviren kommen bei Mensch und Haus- und Nutztieren vor; tierische Rotaviren scheinen aber keine größere Bedeutung für Erkrankungen von Menschen zu besitzen. Rotaviren sind sehr umweltresistent.

Die typische Erkrankung beginnt nach einer Inkubationszeit von ein bis drei Tagen mit Erbrechen und Fieber für zwei und drei Tage, gefolgt von wässrigen Durchfällen für vier bis fünf Tage. Hauptgefahr ist die oft schwere Dehydratation und die dadurch bedingte Elektrolytverschiebung. Die Mehrzahl der Infektionen betrifft Kinder in den ersten beiden Lebensjahren; symptomatische Erkrankungen können aber auch bei älteren Kindern und Erwachsenen auftreten. Chronische Infektionen mit extraintestinalen Manifestationen werden bei immunsupprimierten Kindern beobachtet. Therapeutisch ist orale oder parenterale Flüssigkeits- und Elektrolytsubstitution angezeigt.

Rotaviren werden fäkal-oral durch Schmierinfektion, aber auch durch kontaminiertes Wasser und Lebensmittel übertragen. Sie sind die häufigsten Durchfallerreger im Säuglings- und Kleinkindesalter. Weltweit erkranken pro Jahr etwa 140 Millionen Kinder, ca. 600 000 von ihnen sterben. In den Industrienationen sind nosokomiale Infektionen in Form kleinerer oder größerer Ausbrüche in Kinderkliniken nicht selten. 2008 wurden in Deutschland fast 80 000 Rotaviruserkrankungen gemeldet, davon etwa $^2/_3$ bei Kindern unter fünf Jahren. Wie in anderen Ländern der nördlichen Hemisphäre treten Infektionen gehäuft in den Wintermonaten auf.

Die wichtigste Maßnahme, um eine Ausbreitung von Rotavirusinfektionen in Kinderkliniken, Kindergärten und ähnlichen Einrichtungen zu verhüten, ist konsequentes Einhalten von Hygienemaßnahmen, vor allem eine sorgfältige Händehygiene. Eine Immunprophylaxe ist mit zwei Lebendimpfstoffen zur Anwendung im Säuglingsalter möglich.

29.2 Impfstoffe gegen Rotaviren

Derzeit sind zwei verschiedene Lebendimpfstoffe verfügbar: ein Impfstoff aus einem attenuierten humanen Rotavirus sowie ein Impfstoff, der durch genetische Neukombination aus einem bovinen Rotavirus und mehreren humanen Rotaviren hergestellt wurde.

29.2.1 Zusammensetzung/Herstellung

29.2.1.1 Attenuierter Rotavirusimpfstoff (Rotarix®)

Der Impfstoff enthält einen attenuierten humanen Rotavirusstamm (RIX4414). Das Wildvirus stammt von einem 15-monatigen Kind mit Rotavirus-assoziiertem Durchfall. Das Primärisolat wurde zunächst in „African green monkey kidney"-Zellen 33-mal passagiert. Der resultierende Stamm 89-12 wurde dann nach „plaque-purification" in Vero-Zellen weiterpassagiert. Der Impfstoff wird lyophilisiert geliefert und unmittelbar vor Gebrauch mit 1,3 ml einer Kalziumkarbonat enthaltenden Pufferlösung (zur Neutralisierung der Magensäure) rekonstituiert.

29.2.1.2 Pentavalenter Rotavirusimpfstoff (RotaTeq®)

Der Impfstoff enthält fünf Rotaviren, die durch genetisches Reassortment aus dem für den Menschen apathogenen bovinen Rotavirusstamm WC3 und fünf verschiedenen menschlichen Rotaviren hergestellt wurden. Dazu wurden Zellkulturen mit dem bovinen VirusWC3 und gleichzeitig einem menschlichen Rotavirus infiziert. Auf diese Weise erhielt man fünf verschiedene bovine Viren, die jeweils das Oberflächenprotein G1, G2, G3, G4, bzw. P1 aus humanpathogenen Rotavirusstämmen tragen. Der Impfstoff liegt fertig zur Anwendung in 2 ml einer saccharosehaltigen Pufferlösung vor.

29.2.1.3 Anwendung

Attenuierter Impfstoff (Rotarix®): Zwei Dosen je 1 ml des rekonstituierten Impfstoffs werden im Abstand von zwei Monaten oral appliziert.

Pentavalenter Impfstoff (RotaTeq®): Es werden drei Dosen in einem Mindestabstand von vier Wochen oral verabreicht.

Das Mindestalter für die erste Dosis beider Impfstoffe ist sechs Wochen; die Impfung sollte spätestens bis zur Vollendung der 24. Lebenswoche (Rotarix®) bzw. der 26. Lebenswoche (RotaTeq®) beendet sein. Bei späterer Gabe könnte u.U. das Risiko einer Invagination erhöht sein (s.u.).

29.2.1.4 Wirksamkeit

Beide Impfstoffe schützen zu ca. 75 % vor Rotavirus-Gastroenteritis; sehr schwere Erkrankungsfälle und Krankenhauseinweisungen wegen einer Rotaviruserkrankung wurden zu über 90 % verhindert. Die Impfung erwies sich als wirksam gegen die meisten zirkulierenden Rotavirus-Serotypen. Einige Tage nach der ersten Impfung kommt es zu einer Ausscheidung des Impfvirus im Stuhl. Die Virusausscheidung ist besonders nach dem attenuierten Impfstoff ausgeprägt. Nach der zweiten bzw. dritten Impfung wird kaum mehr Virus ausgeschieden.

29.2.1.5 Indikationen

Der Nutzen einer generellen Impfung mit Rotavirusimpfstoff für Entwicklungs- und Schwellenländer, wo Rotavirusinfektionen häufig zu Todesfällen führen, steht außer Frage. Auch für Industrienationen kann angesichts der hohen Morbidität von Rotavirusinfektionen ein derartiger Impfstoff eine sinnvolle Ergänzung des bisherigen Impfschemas sein. Insbesondere ist der Impfstoff angezeigt für Kinder, die (später) in Gemeinschaftseinrichtungen (Kinderkrippen, Kindertagesstätten) betreut werden.

29.2.1.6 Kontraindikationen

Wie andere Lebendimpfstoffe auch darf der Rotavirusimpfstoff nicht bei Kindern mit Immundefekten eingesetzt werden. Spezifische Kontraindikationen sind eine Invagination in der Anamnese und Störungen des Gastrointestinaltrakts, die zu einer Invagination prädisponieren (z.b. vermehrte Darmmotilität, Meckel-Divertikel, Darmduplikaturen).

29.2.1.7 Nebenwirkungen

Beide Impfstoffe sind gut verträglich. Nebenwirkungen umfassen Reizbarkeit, Appetitverlust, Durchfall, Erbrechen, Blähungen, Bauchschmerzen, Aufstoßen, Fieber und Müdigkeit. Nachdem ein 1998 zugelassener Rotavirusimpfstoff ein knappes Jahr nach der Zulassung wieder vom Markt genommen wurde, weil bei mehreren geimpften Kindern Invaginationen, also Einstülpungen eines Darmabschnittes in einen anderen, auftraten, wurde in den Zulassungsstudien besonders sorgfältig auf das Auftreten dieser Komplikation geachtet. Die Rate an Invaginationen war in der Gruppe der Geimpften nicht höher als in der Placebogruppe.

Diskussion Fallbeispiel 28: Rotavirusimpfung: Warum nicht von den Kassen bezahlt? Soll man sechs Monate alten Säugling impfen? Gibt es eine Impfindikation für Erwachsene?

a) Die beiden Impfstoffe gegen Rotaviren wurden aufgrund der Ergebnisse verschiedener ausgedehnter Studien von den regionalen Zulassungsbehörden (in Deutschland dem Paul-Ehrlich-Institut) zugelassen. Damit ist garantiert, dass die Impfstoffe sicher, gut verträglich und wirksam sind und also ohne Vorbehalte eingesetzt werden dürfen. Finanzierung eines Impfstoffs durch die Kassen erfordert eine Empfehlung der Ständigen Impfkommission (STIKO). Aufgrund der Tatsache, dass Rotavirusinfektionen in Deutschland zwar häufig vorkommen, in den allermeisten Fällen aber harmlos sind und nur sehr selten lebensgefährlich verlaufen (und dann vor allem bei alten Menschen), andererseits aber der Impfstoff vergleichsweise teuer ist, hat die STIKO bislang davon Abstand genommen, die Rotavirusimpfung für **alle** Kinder als Standardimpfung zu empfehlen. Eltern, die ihr Kind gegen Rotaviren impfen lassen wollen, tun gut daran, erst bei ihrer Kasse nachzufragen, ob die Kosten für diese Impfung erstattet werden.

b) Die Impfung muss in den ersten 26–28 Lebenswochen **abgeschlossen** sein (wegen der nicht ganz auszuschließenden Gefahr einer Invagination bei späterer Impfung). Bei einem sechs Monate alten Säugling darf sie also nicht mehr begonnen werden.

c) Es stimmt, dass Rotavirusinfektionen, wenn auch selten, Erwachsene befallen können. Vor allem bei Immunsupprimierten und alten Menschen kann die Erkrankung schwer verlaufen. Tatsächlich finden sich die wenigen Todesfälle fast ausschließlich unter Alten (2007: 6 : 7). Schutz wäre also angebracht: Der Impfstoff ist aber für dieses Alter nicht zugelassen.

30 Die Impfung gegen Hepatitis A

Fallbeispiel 29: Hepatitis-A-Impfung auch für Kleinkinder? Hepatitis-A-Schutz für „last-minute"-Reisende? Wie lange hält der Schutz vor Hepatitis A nach Impfung?

a) Eine aus der Türkei stammende Familie will mit ihrem in Deutschland geborenen dreieinhalbjährigen Sohn über die Sommerferien das erste Mal in die alte Heimat (Dorf in Anatolien) fahren. Das Kind besucht in Deutschland einen Kindergarten. Die Eltern kommen zu Ihnen, um sich gegen Hepatitis A impfen zu lassen. Sie raten aufgrund der Herkunft der beiden zunächst zu einer Antikörperuntersuchung, die Sie auch durchführen. Beide Eltern weisen Antikörper gegen Hepatitis A auf. Nun taucht die Frage auf, ob der kleine Junge – dem die Eltern die Blutabnahme unbedingt ersparen wollen – gegen Hepatitis A geimpft werden soll bzw. muss.

- Würden Sie das Kind vor der Reise impfen?
- Wenn ja: warum? (Hepatitis-A-Gefahr in der Türkei? Gefährdung eines Kleinkindes durch Hepatitis A?)

b) Ein 30-jähriger Lehrer kommt in Ihre Praxis und erzählt Ihnen, dass er in zwei Tagen für drei Wochen nach Marokko fliegen werde. Er habe gehört, dass eine Hepatitis-A-Impfung für diese Reise sinnvoll sein und möchte wissen, ob die Zeit dazu noch ausreicht.

- Was machen Sie? Aktive Immunisierung? Passive Immunisierung? Simultanprophylaxe (aktive **und** passive Immunisierung)?

c) Ein 41-jähriger Klärwerksarbeiter kommt zur jährlichen arbeitsmedizinischen Untersuchung. Bei der Überprüfung des Impfschutzes stellen Sie fest, dass der Mann vor neun Jahren gegen Hepatitis A geimpft worden war (zwei Impfungen im Abstand von sieben Monaten).

- Wie ist sein Schutz gegenwärtig zu beurteilen?
- Auffrischimpfung?
- Antikörperbestimmung?

30.1 Hepatitis A

Der Erreger der Hepatitis A ist ein nicht umhülltes Virus aus der Familie der Picornaviren. Mit einem Durchmesser von ca. 28 nm gehört das Hepatitis-A-Virus (HAV) zu den kleinsten Viren. Es ist außergewöhnlich stabil und kann auch außerhalb des Organismus bei Raumtemperatur seine Vermehrungsfähigkeit wochenlang beibehalten. Auch mehrstündiges Erhitzen auf 60 °C beeinträchtigt seine Vermehrungsfähigkeit wenig, erst eine Temperatur von 100 °C vermag das Virus innerhalb von einer Minute zu inaktivieren.

Das klinische Bild der akuten Hepatitis A gleicht weitestgehend dem aller anderen Virushepatitiden. Die Erkrankung beginnt nach einer Inkubationszeit von zwei bis sechs Wochen mit einem unspezifischen Prodromalstadium mit Abgeschlagenheit, allgemeinem Krankheitsgefühl, Fieber, Appetitlosigkeit, gelegentlich Gelenkbeschwerden und Schmerzen im rechten Oberbauch. Nach mehreren Tagen kommt es, oft nach subjektiver Besserung, meist rasch zum Auftreten eines Ikterus, begleitet von einer Dunkelfärbung des Urins und der Entfärbung des Stuhls. Bei komplikationslosem Verlauf klingen Ikterus und Beschwerden nach zwei bis sechs Wochen ab und die Erkrankung heilt folgenlos aus. Die Infektion hinterlässt eine lebenslange Immunität. Die klinische Manifestation einer Hepatitis-A-Infektion ist altersabhängig. Bei über 90 % aller Kinder unter fünf Jahren verläuft die Infektion klinisch inapparent, dagegen entwickeln 50–75 % aller infizierten Erwachsenen eine ikterische Erkrankung. Chronische Verlaufsformen wurden nie beobachtet. In etwa 10 % aller Fälle kann es allerdings zu protrahierten Verläufen kommen, die bis zu neun Monaten andauern können. Fulminante Infektionen sind insgesamt sehr selten (< 0,01 %). Sie finden sich hauptsächlich bei älteren Patienten, bei denen ihre Häufigkeit bis auf über 2 % ansteigen kann. Eine akute Hepatitis A wird symptomatisch behandelt, eine kausale Therapie ist nicht möglich.

Das Hepatitis-A-Virus wird fäkal-oral übertragen, meist durch Schmierinfektion von Person zu Person, aber auch durch fäkal kontaminiertes Trinkwasser oder kontaminierte Lebensmittel. Das Auftreten der Hepatitis A ist daher eng an die vorherrschenden hygienischen Verhältnisse geknüpft. Eine sehr hohe Hepatitis-A-Durchseuchung findet sich demzufolge in allen Entwicklungsländern und praktisch im gesamten tropischen und subtropischen Raum. In den Industrienationen Nord- und Westeuropas sowie den USA hat dagegen die Frequenz der Hepatitis A in den letzten Jahrzehnten deutlich abgenommen. Weniger als 10 % der unter 30 Jahre alten Personen weisen in diesen Ländern Antikörper gegen Hepatitis-A-Virus (Anti-HAV) auf. Die Zahl der in Deutschland jährlich gemeldeten Hepatitis-A-Fälle ist in den letzten 20 Jahren kontinuierlich zurückgegangen. 2007 wurden erstmals unter 1 000 Fälle gemeldet (wobei allerdings die Dunkelziffer aufgrund unterlassener Meldungen hoch sein dürfte). Fast die Hälfte aller Infektionen ist im Ausland erworben und betrifft jüngere Jahrgänge. Eingeschleppte Hepatitis-A-Infektionen führen immer wieder zu kleinen, lokal begrenzten Ausbrüchen.

Die Gefahr einer Hepatitis-A-Infektion kann durch hygienische Maßnahmen stark reduziert werden (Vermeidung aller rohen Speisen, ausschließlich Trinken von abgekochtem Wasser, Verzicht auf Eis oder Eiswürfel, Genuss nur von geschältem Obst). Zur Immunprophylaxe steht die aktive und passive Immunisierung zur Verfügung.

30.2 Der Impfstoff gegen Hepatitis A

30.2.1 Zusammensetzung/Herstellung

Der Impfstoff gegen Hepatitis A ist ein mittels Formalin inaktivierter Totimpfstoff. Zu seiner Herstellung werden Hepatitis-A-Virusstämme verwendet, die durch mehrere Zellkulturpassagen bereits attenuiert und an ein Wachstum in menschlichen, diploiden Fibroblasten adaptiert wurden. In diesen Zellen wird das Virus gezüchtet, durch Aufbrechen der Zellen freigesetzt und in mehreren Stufen von Verunreinigungen befreit. Das gereinigte Virus wird mit Formalin inaktiviert und mit Adjuvans versetzt. Drei der derzeit verfügbaren Impfstoffe enthalten Aluminiumhydroxid als Adjuvans; der vierte Impfstoff besteht aus inaktiviertem Hepatitis-A-Virus, das an sogenannte Virosomen gebunden ist: Virosomen sind sphärische Lipidpartikel, die das Hämagglutinin des Influenzavirus enthalten. Zwei der Impfstoffe sind auch in pädiatrischer Formulierung (mit der halben Menge der Erwachsenendosis) erhältlich.

Außer dem monovalenten Impfstoff gibt es noch Kombinationsimpfstoffe, die neben der Hepatitis-A-Komponente den Hepatitis-B-Impfstoff bzw. den Typhusimpfstoff enthalten.

30.2.2 Anwendung

Aufgrund der hohen Immunogenität des Hepatitis-A-Impfstoffes sind für die Grundimmunisierung nur zwei Impfungen im Abstand von sechs bis zwölf Monaten erforderlich. Wie alle adjuvantierten Impfstoffe wird auch der Hepatitis-A-Impfstoff intramuskulär in den M. deltoideus injiziert. Eine subkutane Gabe ist möglich, z.b. bei Gerinnungsstörungen, führt aber zu stärkeren lokalen Reaktionen.

30.2.3 Wirksamkeit

Nach der ersten Impfung weisen fast 100 % der Impflinge unter 40 Jahren spezifische Antikörper (Anti-HAV) im schützenden Bereich auf; die Schutzgrenze wird bei einer Anti-HAV-Konzentration von 10–20 IE/l angenommen. Die Serokonversionsraten nach der zweiten Impfung lagen in allen kontrollierten Studien auch bei älteren Impflingen bei > 99 %.

Durch die zweite Impfung wird der Anti-HAV-Spiegel um einen Faktor von 10–50 erhöht und damit ein Impfschutz verliehen, der nach vorläufigen Berechnungen für 20 Jahre und mehr anhalten dürfte. Möglicherweise bleibt ein Schutz vor Erkrankung sogar lebenslang bestehen.

Bei der Mehrzahl der Impflinge lassen sich bereits nach acht bis zehn Tagen Antikörper nachweisen. Die aktive Impfung ist auch post expositionem wirksam. Allerdings ist nicht klar, wie lange nach Exposition eine aktive Impfung noch erfolgreich ist. Deshalb erscheint der zusätzliche Einsatz von Immunglobulin zur Postexpositionsprophylaxe in bestimmten Fällen nach wie vor gerechtfertigt (s.u.). Aufgrund der hohen Immunogenität des Impfstoffs und der vergleichsweise langen Inkubationszeit der Hepatitis A lässt sich aber für den präexpositionellen Einsatz der Schluss ziehen, dass auch eine kurz vor einer Exposition verabreichte Impfung schützt. Für die Reisemedizin bedeutet das, dass eine unmittelbar vor Reiseantritt applizierte Impfung für eine begrenzte

Zeit einen verlässlichen Schutz vor Infektion bietet; eine Immunglobulingabe erübrigt sich in diesem Fall.

30.2.4 Indikationen

Hauptindikation für eine Hepatitis-A-Impfung ist für Bewohner der Industrienationen West- und Nordeuropas und der USA ein Aufenthalt in einem Gebiet mit hoher Hepatitis-A-Durchseuchung (Tropen, Subtropen; alle Entwicklungsländer). Daneben sollten Angehörige bestimmter Gruppen geimpft werden, die ebenfalls einem erhöhten Hepatitis-A-Risiko unterliegen. Dazu gehören medizinisches Personal auf Infektionsstationen, in pädiatrischen Abteilungen, Betreuer in Kinderkrippen und Kindertagesstätten, Laborpersonal und Personal und Patienten in psychiatrischen Einrichtungen oder vergleichbaren Fürsorgeeinrichtungen für Zerebralgeschädigte oder Verhaltensgestörte, wobei in allen Fällen wohl der Kontakt mit Stuhl das Hauptrisiko darstellen dürfte. Eine weitere berufsbedingte Risikogruppe stellen aus naheliegenden Gründen Kanalisationsarbeiter dar, die eine im Vergleich zur Allgemeinbevölkerung über viermal höhere Durchseuchung aufweisen. Ferner ist die Impfung für Patienten ab dem Alter von einem Jahr empfohlen, die an einer chronischen Leberkrankheit (einschließlich chronischer Krankheiten mit Leberbeteiligung) leiden und keine HAV-Antikörper besitzen.

HAV-Infektionen treten gehäuft bei Drogenabhängigen auf, bei denen die Infektion auch parenteral übertragen werden kann; Hauptursache für die erhöhte Hepatitis-A-Inzidenz dürften aber die schlechten hygienischen Verhältnisse sein, unter denen viele dieser Menschen leben. Ebenfalls einer erhöhten Hepatitis-A-Gefährdung unterliegen homosexuell aktive Männer. Mehrfach traten Hepatitis-A-Infektionen auch bei Hämophilen auf, die durch kontaminierte Blutprodukte ausgelöst worden waren. Daher werden auch diese Personenkreise in die Impfempfehlungen einbezogen.

Für Kontaktpersonen von an Hepatitis-A-Erkrankten ist eine Postexpositionsprophylaxe angezeigt. Liegt der Kontakt nur wenige Tage zurück, reicht eine aktive Impfung allein mit hoher Wahrscheinlichkeit aus. Bei möglicherweise schon 10–14 Tage zurückliegendem Kontakt (z.B. in einer Wohngemeinschaft) ist dagegen eine aktiv-passive Simultanprophylaxe zu erwägen. Bei kleineren oder größeren Ausbrüchen, etwa durch kontaminierte Lebensmittel, kommt eine passive Prophylaxe in der Regel zu spät; hier kann aber eine großzügige und rasch durchgeführte aktive Impfung die Entstehung von Sekundärfällen und damit eine weitere Ausbreitung der Erkrankung verhindern.

30.2.5 Kontraindikationen

Spezifische Kontraindikationen gibt es nicht.

30.2.6 Nebenwirkungen

Der Hepatitis-A-Impfstoff gehört zu den am besten verträglichen Impfstoffen. Bei etwa 4 % der Impflinge kann es innerhalb von ein bis drei Tagen zu Rötung, Schwellung und Schmerzen an der Impfstelle kommen; Allgemeinreaktionen wie leichte bis mäßige Temperaturerhöhung, Frösteln, Kopf- und Gliederschmerzen oder Müdigkeit sowie Leibschmerzen und Störungen des Magen-Darm-Traktes kommen bei 1–10 % der Geimpften vor. Echte Komplikationen wie allergische Hautreaktionen oder ein Erythema multiforme wurden nur sehr selten beobachtet.

Diskussion Fallbeispiel 29: Hepatitis-A-Impfung auch für Kleinkinder? Hepatitis-A-Schutz für „last-minute"-Reisende? Wie lange hält der Schutz vor Hepatitis A nach Impfung?

a) Kleinkinder erkranken nur äußerst selten an Hepatitis A. Eine Impfung wäre also aus der Sicht des Kindes nicht notwendig. Andererseits ist aber die Gefahr, sich in der Türkei – speziell in ländlichen Gegenden – mit Hepatitis A zu infizieren, recht groß, und für ein Kleinkind, das sich kaum an hygienische Regeln halten dürfte, sicher noch größer. Das Kind wird zwar wahrscheinlich nicht krank, kann aber, zurück in Deutschland, im Kindergarten andere Kinder infizieren. Die erkranken zwar ebenfalls nicht, können aber z.B. ihre Eltern anstecken, die dann höchstwahrscheinlich eine manifeste Virushepatitis entwickeln. Der Kleine sollte also auf jeden Fall gegen Hepatitis A geimpft werden!

b) Aufgrund der hohen Immunogenität der Hepatitis-A-Impfung und der verhältnismäßig langen Inkubationszeit der Hepatitis A ist eine Impfung auch unmittelbar vor einer Exposition noch sinnvoll (die Impfung hat sich ja sogar in der Postexpositionssituation als wirksam erwiesen!). Auch zwei Tage vor der Abreise ist daher die alleinige aktive Impfung ausreichend, die zusätzliche Gabe von Immunglobulin ist unnötig. Der junge Mann muss aber darauf aufmerksam gemacht werden, dass eine zweite Impfung in sechs bis zwölf Monaten durchgeführt werden muss, um einen Langzeitschutz (> 20 Jahre) zu erreichen.

c) Klärwerksarbeiter gehören zu einer Gruppe, die auch in Deutschland ein erhöhtes Hepatitis-A-Risiko aufweisen. Die Impfung gegen Hepatitis A ist bei unserem Patienten also indiziert. Wann und ob überhaupt eine Auffrischimpfung notwendig ist, ist heute noch nicht endgültig entschieden. Die bisher verfügbaren Daten sprechen von einer Persistenz schützender Antikörper von wenigstens 20 Jahren. Unser Patient ist also sicher noch geschützt und braucht derzeit keine Auffrischimpfung!

31 Die Impfung gegen Frühsommer-Meningoenzephalitis (FSME)

Fallbeispiel 30: Impfung gegen Frühsommer-Meningoenzephalitis-Virus: Für eine Woche im Bayerischen Wald? Was tun bei Zeckenstich sieben Jahre nach letzter Impfung?

a) Ein Lehrer einer Realschule in Augsburg ruft Sie an. Er wird Ende April mit einer 8. Klasse für eine Woche in die Jugendherberge nach St. Englmar im Bayerischen Wald fahren und hat gehört, dass es in der Gegend FSME gäbe. Er möchte nun von Ihnen wissen, wie groß das Risiko einer Erkrankung für seine Schüler ist, ob man den Schülern eine Impfung empfehlen soll, welche Gefahren mit der Impfung verbunden sind und ob es gegebenenfalls Alternativen zur Impfung gibt. Was raten Sie ihm?

Folgende Punkte sollten Sie klären:

- FSME-Risiko im April im Bayerischen Wald?
- Impfung für alle indiziert?
- Risiko durch die Impfung?
- Alternative Schutzmaßnahmen?
- Postexpositionsprophylaxe?

b) Ein 47-jähriger Forstbeamter, der in einem FSME-Endemiegebiet (Hochschwarzwald) tätig ist, sucht Sie wegen eines Zeckenstichs auf. Seine Frau hat ihm gestern Abend eine Zecke am Rücken entfernt. Er war vor sieben Jahren gegen FSME geimpft worden, Auffrischimpfungen wurden nicht durchgeführt.

> • Wie ist sein gegenwärtiger FSME-Schutz zu beurteilen?
> • Was ist zu tun?

31.1 Die Frühsommer-Meningoenzephalitis

Der Erreger der Frühsommer-Meningoenzephalitis (FSME) ist ein neurotropes Virus der Familie Flaviviridae. Sein natürliches Reservoir sind wildlebende kleine Nager und größere Wildtiere. Es wird durch Zecken der Gattung Ixodes ricinus auf den Menschen übertragen.

Die Erkrankung verläuft in der Regel biphasisch. Nach einer Inkubationszeit von 7–14 Tagen kommt es zunächst zu grippeähnlichen Symptomen mit Fieber, Kopf- und Gliederschmerzen, die ein bis acht Tage andauern. Daran schließt sich ein fieberfreies Intervall von mehreren Tagen (1–20 Tage). Meist abrupt entwickelt sich dann die zerebrale Symptomatik mit hohem Fieber. Am häufigsten kommt es zu einer Meningitis, etwas seltener tritt das Bild der Meningoenzephalitis mit Bewusstseinstrübungen und Lähmungen auf. Der Schweregrad der Erkrankung nimmt mit dem Alter zu; vor allem bei älteren Patienten kann sich zusätzlich eine Myelitis entwickeln. Bei Kindern sind die Krankheitserscheinungen deutlich milder. Schwere Krankheitsverläufe werden fast nur bei Erwachsenen beobachtet.

Die überwiegende Mehrheit aller Infizierten macht allerdings die Infektion inapparent durch. Bei ca. 30 % entwickelt sich die erste, unspezifische Erkrankungsphase. Das voll ausgebildete Krankheitsbild findet sich nur bei rund 10 % aller Infizierten. Bei ca. 1 % verläuft die Erkrankung schwer und kann zu bleibenden Schäden (Lähmungen) führen. Die Letalität liegt bei etwa 0,1 % aller Infizierten. Die Behandlung erfolgt symptomatisch. Eine kausale Therapie gibt es bislang nicht.

Die Infektion wird durch den Stich einer virusinfizierten Zecke übertragen. Virusinfizierte Zecken kommen nur in bestimmten Naturherden in Deutschland (vorwiegend in Baden-Württemberg und Bayern, vereinzelt in Hessen, Rheinland-Pfalz und Thüringen), Österreich, der Schweiz, Slowenien, Kroatien,

Ungarn, Tschechien, der Slowakei, Schweden und Finnland vor. Auch in Endemiegebieten sind nur 0,1–5 % der Zecken infiziert. Damit sind Übertragungen
relativ selten: Das Vollbild einer FSME tritt nur nach jedem 200. bis 10 000.
Zeckenstich auf. In Deutschland werden jährlich etwa 300 Fälle gemeldet.

Neben der Expositionsprophylaxe zur Vermeidung von Zeckenstichen durch
entsprechende Kleidung steht die aktive Immunisierung mit einem Totimpfstoff zur Verfügung.

31.2 Der Impfstoff gegen Frühsommer-Meningoenzephalitis

31.2.1 Zusammensetzung/Herstellung

Beide am Markt befindlichen Impfstoffe werden im Prinzip gleich hergestellt.
Das Virus wird auf Hühnerembryonalzellen gezüchtet, mit Formalin inaktiviert und anschließend konzentriert und gereinigt. Eine Impfstoffdosis enthält
1,5–2,75 µg Virusantigen, das an Aluminiumhydroxid adsorbiert vorliegt. Als
Stabilisatoren sind Humanalbumin bzw. Saccharose enthalten. Weitere in Spuren vorhandene Begleitstoffe sind Antibiotika (Gentamycin, Neomycin).

Neben der Dosis für Erwachsene gibt es beide Impfstoffe auch für Kinder mit
der halben Dosierung.

31.2.2 Anwendung

Für die Impfstoffe beider Hersteller ist zur Grundimmunisierung von Kindern
und Erwachsenen das „klassische" Impfschema mit drei Injektionen zum Zeitpunkt 0, nach einem Monat und nach einem Jahr anwendbar. Die von den
Herstellern angegebenen Zeiten für die Teilimpfungen variieren etwas für die
beiden Impfstoffe. Die Fachinformationen sehen für die Grundimmunisierung
Injektionen zum Zeitpunkt 0, nach 21 Tagen bis drei Monate, und fünf bis
zwölf Monate nach der zweiten Impfung vor. Zur Erzielung höherer initialer
Antikörperspiegel wird für einen Impfstoff eine Schnell-Immunisierung durch
drei Injektionen am Tag 0, nach sieben und nach 21 Tagen empfohlen. Hier

muss eine weitere (vierte) Injektion zwölf bis achtzehn Monate nach der dritten Impfung durchgeführt werden.

Wiederimpfungen sollten mit dem Kinderimpfstoff nach vollständiger Grundimmunisierung (drei Impfungen bei dem konventionellen Schema bzw. vier Impfungen bei Schnellimmunisierung) alle drei Jahre erfolgen. Wiederimpfungen mit dem Impfstoff für Erwachsene erfolgen bei Jugendlichen und Erwachsenen bis zum vollendeten 49. Lebensjahr zunächst nach drei, dann nach fünf Jahren. Ab dem 49. Lebensjahr sollte wieder alle drei Jahre aufgefrischt werden. Nach der Schnellimmunisierung erfolgen die Auffrischimpfungen bei unter 49-Jährigen nach der vierten Dosis alle fünf Jahre, bei Älteren ebenfalls wieder im Drei-Jahres-Abstand.

Der Impfstoff wird intramuskulär injiziert.

31.2.3 Wirksamkeit

Die Serokonversionsrate nach drei Impfungen liegt bei nahezu 100%. Der frühestmögliche Impfschutz ist 14 Tage nach der zweiten Impfung zu erwarten.

Der Impfstoff wurde seit 1980 in Österreich in weiten Teilen der Bevölkerung eingesetzt; inzwischen sind mehr als 85% der Bevölkerung durchgeimpft. Die Inzidenz der FSME konnte dadurch von 677 Fällen im Jahr 1969 auf 89 im Jahr 1990 gesenkt werden. Die aus diesen Daten errechnete Schutzrate nach vollständiger Grundimmunisierung beträgt 97–99%.

Der Impfstoff schützt auch gegen die in Russland und im Fernen Osten vorkommenden Stämme des Virus.

31.2.4 Indikationen

Die Impfung ist für alle exponierten Personen empfohlen, d.h. für Menschen, die sich längere Zeit oder dauernd in den oben erwähnten Naturherden aufhalten, insbesondere für Wald- und Forstarbeiter, aber auch für Urlauber in diesen Gegenden.

31.2.5 Kontraindikationen

Spezielle Kontraindikationen gibt es nicht. Vorsicht ist geboten bei Menschen mit Allergien gegen Neomycin, Gentamycin und Tetracycline sowie gegen Hühnereiweiß. Allerdings sind bislang keine Komplikationen wegen einer Hühnereiweißallergie bekannt. In den sehr seltenen Fällen, in denen Personen nach Verzehr von Hühnereiweiß eine klinische Symptomatik entwickeln (Urtikaria, Lippen- und Epiglottisödem, Bronchospasmus, Blutdruckabfall), sollte die Impfung unter sorgfältiger klinischer Überwachung und sofortiger Therapiemöglichkeit erfolgen.

31.2.6 Nebenwirkungen

Lokalreaktionen wie Schmerzen, Schwellung und Rötung der Impfstelle kommen nach FSME-Impfungen etwas häufiger als nach anderen Totimpfstoffen vor. Spezifische Nebenwirkungen sind Fieberreaktionen bei Kindern. Vor allem nach der ersten Impfung können Temperaturerhöhung von über 38°C bei etwa 15 % der 1- bis 2-Jährigen und bei 5 % der 3- bis 11-Jährigen auftreten, gelegentlich mit grippalen Symptomen, Übelkeit und Erbrechen.

In Einzelfällen wurden allergische Reaktionen (Urtikaria, Stridor, Dyspnoe, Bronchospasmus, Hypertension) sowie bei Kindern Erkrankungen des Nervensystems (Neuritis, Polyneuritis, Guillain-Barré-Syndrom, Enzephalitis) beobachtet.

Diskussion Fallbeispiel 30: Impfung gegen Frühsommer-Meningoenzephalitis-Virus: Für eine Woche im Bayerischen Wald? Was tun bei Zeckenstich sieben Jahre nach letzter Impfung?

a) Der gesamte Bayerische Wald ist Endemiegebiet für FSME. Bei ausgedehnten Aktivitäten im Freien (wie sie in unserem Fall sicher zu erwarten sind) ist ein FSME-Schutz dringend anzuraten. Durch entsprechende Kleidung kann man sich nur bis zu einem gewissen Grad vor Zeckenbefall schützen. Repellentien (wie sie zum Mückenschutz verwendet werden) haben nur eine sehr kurzfristige Wirkung gegenüber Zecken. Möglichkeiten einer Postexpositionsprophylaxe gibt es nicht. Die Übertragung des Virus durch eine virusinfizierte Zecke findet bereits beim Stich statt; auch ein frühzeitiges Entfernen der Zecke kann also eine Infektion mit dem FSME-Erreger nicht

---

verhindern (wohl aber eine Infektion mit Borrelien). Die Impfung ist daher auf jeden Fall anzuraten. Sie ist für 14jährige gut verträglich (die ausgeprägten Fieberreaktionen treten fast ausschließlich bei Kleinkindern auf.

b) Die meisten Menschen verfügen zwar auch über die Fünf-Jahresgrenze hinaus noch über einen guten Schutz vor einer FSME-Infektion, sofern sie eine reguläre Grundimmunisierung erhalten haben. Im Einzelfall kann man aber sieben Jahre nach der letzten FSME-Impfung die Immunität durchaus auch verschwunden sein. Man wird deshalb auf jeden Fall sofort die ausstehende Impfung durchführen. Dabei ist mit einer ausgeprägten „anamnestischen Reaktion" zu rechnen, die innerhalb kürzester Zeit zu einer Antikörperantwort führt und damit eine Infektion mit hoher Wahrscheinlichkeit verhindert.

32 Die Impfung gegen Tollwut

Fallbeispiel 31: Impfung gegen Tollwut: Bei Katzenbiss im Schwarzwald? Nach Hundebiss im Türkeiurlaub?

a) Ein 7-jähriger Junge verbringt seine Ferien bei den Großeltern im Schwarzwald. Eines Tages sieht er eine Katze im Garten und versucht sie zu fangen. Bei dem Versuch, das Tier festzuhalten, wird er von der Katze in den linken Unterarm gebissen, worauf er die Katze loslässt, die sofort verschwindet. Die Bisswunde ist nicht sehr tief, blutet aber leicht. Die erschrockene Großmutter fährt mit dem Knaben sofort zu ihrem Hausarzt, weil sie Angst hat, die Katze könnte tollwütig sein. Auf die Frage des Arztes nach dem Tier meint sie, die Katze gehöre wahrscheinlich einer alten Dame, die in der gleichen Straße drei Häuser weiter wohne, genau wisse sie es aber nicht.

• Was ist zu tun?

b) Eine 60-jährige Lehrerin sucht Sie in Ihrer Praxis auf. Sie ist gestern von einem Türkeiurlaub (in der Nähe von Izmir) zurückgekommen und hat nun etwas Bedenken, weil sie drei Tage vor ihrer Heimreise bei einem Ausflug ins Landesinnere von einem Hund (leicht) gebissen wurde. Sie habe bei einem Aufenthalt in einem Gartenlokal den Hund, der ganz zutraulich auf sie zukam, gestreichelt. Der Hund ließ sich das auch gefallen, schnappte dann aber plötzlich nach ihrer Hand und lief weg. Weder der Besitzer des Lokals noch seine Angestellten kannten den Hund. Die Verletzung war nur gering (eine oberflächliche Bisswunde am Daumenballen der rechten Hand, die ein wenig blutete) und sie machte sich deshalb keine Gedanken; auf dem Rückflug erzählte ihr aber eine Mitpassagierin, dass es in der Türkei Tollwut gäbe.

Bei einer Inspektion der rechten Hand finden Sie Abschürfungen und eine ca. 5 mm große verschorfte, reizlose Bissverletzung.

- Wie ist die Tollwutgefahr in der Türkei?
- Besteht in diesem Fall prinzipiell eine Indikation zu einer Tollwutprophylaxe?
- Macht eine Tollwutprophylaxe fünf Tage nach einem Infektionsereignis noch Sinn?
- Wenn ja – wie gehen Sie vor? Wundrevision? Aktive und/ oder passive Immunisierung?

32.2 Infektion mit Tollwutvirus

Das Tollwutvirus gehört zur Gattung Lyssavirus der Familie Rhabdoviridae. Es handelt sich um ein behülltes, negativsträngiges RNA-Virus mit einer geschossförmigen Gestalt. Es ist empfindlich gegenüber Detergentien (Seife, quarternäre Ammoniumbasen) und Alkoholen und wenig umweltresistent. Neben dem weltweit verbreiteten typischen Tollwutvirus (Lyssavirus Typ 1) gibt es noch weitere tollwutähnliche Lyssaviren (Typen 2-7), die bei Fledermäusen in Afrika bzw. in Europa vorkommen und gelegentlich auch beim Menschen tollwutähnliche Krankheitsbilder verursachen können.

Bei der Tollwut handelt es sich um eine spezifische Form einer Enzephalitis. Sie ist gekennzeichnet durch eine äußerst variable Inkubationszeit von wenigen Tagen bis zu mehreren Jahren; in der Hälfte der Fälle beträgt sie ein bis drei Monate. Nach einem kurzen Prodromalstadium mit lokalen Symptomen, oft Parästhesien, im Bereich der Inokulationsstelle und uncharakteristischen Krankheitszeichen wie Fieber, Kopfschmerz, Erbrechen, nicht selten auch psychischen Auffälligkeiten entwickelt sich das akute Krankheitsbild. Es ist durch generalisierte Krämpfe und Muskelspasmen im Bereich von Pharynx und Larynx bzw. der Atemmuskulatur gekennzeichnet. Sie können durch den Schluckakt, aber auch schon durch die optische Wahrnehmung von Wasser (Hydrophobie) ausgelöst werden. In etwa 20 % der Fälle entwickelt sich primär die „stille" Wut, die durch aufsteigende Lähmungen gekennzeichnet ist. Die klinisch manifeste Tollwut endet praktisch immer tödlich, eine etablierte kausale Therapie gibt es nicht.

Die Infektion erfolgt durch das Einbringen von virushaltigem Speichel eines infizierten Tieres in eine Hautverletzung, in der Regel durch Biss, aber auch durch Belecken offener Wunden oder Abschürfungen. In einzelnen Fällen wurde Tollwut auch von Mensch zu Mensch durch Transplantate (Cornea, Leber, Niere) übertragen. Das Virus vermehrt sich zunächst lokal in der quer gestreiften Muskulatur. Über die peripheren Nervenendigungen gelangt es zum Rückenmark und weiter ins Gehirn, wo es die typische Enzephalitis hervorruft. Die zentrifugale Ausbreitung des Erregers über motorische, sensible und autonome Nerven führt zu einer Infektion der Speicheldrüsen, der Mund- und Nasenhöhle sowie des gesamten Kopf- und Nackenbereiches.

Hauptüberträger der klassischen Tollwut sind in den Entwicklungsländern der Tropen und Subtropen vor allem streunende Hunde. In den Industrienationen sind es Wildtiere, in Europa in erster Linie der Fuchs, die das Reservoir für den Erreger bilden. In Nordamerika sind Waschbären, Stinktiere, Kojoten und in letzter Zeit zunehmend Fledermäuse betroffen. Die tollwutähnlichen Lyssaviren der Typen 2-7 finden sich bei den afrikanischen und europäischen Fledermäusen.

Die Tollwut kommt nahezu weltweit vor; nur wenige Länder gelten gegenwärtig als tollwutfrei, wie z.B. die britischen Inseln, Norwegen, Schweden, Island, Malta, Australien und Japan. Seit 2008 gehört auch Deutschland dazu; durch ein langfristiges Impfprogramm der Füchse konnte die Tollwut in Deutschland eliminiert werden. Das gilt allerdings nur für das „klassische" Tollwutvirus (Lyssavirus Typ 1); Lyssaviren vom Typ 5 und 6 (Europäisches Fledermausvirus 1 und 2) sind in ganz Europa verbreitet und wurden auch in Fledermäusen in Norddeutschland nachgewiesen.

In den entwickelten Industrieländern mit der konsequenten Impfung der Hunde, der Bekämpfung der Wildtollwut und der postexpositionellen Impfung betroffener Personen ist die Tollwut des Menschen selten geworden. Häufig sind dagegen menschliche Tollwutfälle immer noch den Ländern Asiens, Zentralafrikas sowie Mittel- und Südamerikas, aber auch in der Türkei und Nordafrika kommen immer wieder menschliche Tollwuterkrankungen vor. Allein in Indien werden jedes Jahr ca. 20 000 Tollwuttodesfälle registriert. Die WHO schätzt die Zahl der weltweit auftretenden Tollwuterkrankungen auf 50 000–100 000 pro Jahr.

Wichtigste individuelle Prophylaxemaßnahmen sind die präexpositionelle aktive Impfung und die Kombination aus Wundversorgung, aktiver und passiver Immunisierung nach Kontakt mit einem tollwutverdächtigen oder an Tollwut erkrankten Tier.

32.2 Der Impfstoff gegen Tollwut

32.2.1 Zusammensetzung/Herstellung

Zur Herstellung der Zellkulturvakzinen gegen das Tollwutvirus werden verschiedene Rabiesvirusstämme auf diploiden humanen Lungenfibroblasten, gereinigten embryonalen Hühnerzellen oder Affennierenzellen (Vero-Zellen) gezüchtet. Die Virusinaktivierung erfolgt mit ß-Propiolakton. In Deutschland sind nur auf humanen Fibroblasten und auf embryonalen Hühnerzellen hergestellte Impfstoffe zugelassen.

32.2.2 Anwendung

Zur präexpositionellen Immunisierung gegen Tollwut werden drei Impfstoffdosen intramuskulär an den Tagen 0, 7 und 21 (oder 28) verabreicht. Wichtig ist die Gabe in den M. deltoideus – eine Injektion in den M. glutaeus führt zu einer deutlich schlechteren Immunantwort! Für einen Langzeitschutz sind Auffrischimpfungen notwendig. Ein Hersteller empfiehlt eine Boosterimpfung nach einem Jahr, dann alle fünf Jahre, der andere alle zwei bis fünf Jahre. Hier ist anzumerken, dass aus immunologischen Gründen eine frühzeitige erste Auffrischimpfung (nach einem Jahr) sinnvoll erscheint, um eine hohe Antikörperkonzentration zu erzielen. Weitere Auffrischimpfungen können dann im 5-Jahresabstand durchgeführt werden.

Die postexpositionelle Tollwutprophylaxe bei bisher Ungeimpften beinhaltet eine lokale desinfizierende Wundbehandlung (15-minütige Spülung mit Wasser sowie Seife, Detergenzien oder anderen zur Virusinaktivierung geeigneten Substanzen), die aktive Immunisierung mit Tollwutimpfstoff an den Tagen 0, 3, 7, 14 und 28, sowie gegebenenfalls (s.u.) die Gabe von Tollwutimmunglobulin in einer Konzentration von 20 IU/kg Körpergewicht zeitgleich zur ersten Impfdosis. Dabei wird möglichst viel Hyperimmunglobulin in und um die Wunde gespritzt, der Rest i.m. in den M. glutaeus. Ist die exponierte Person vorher vollständig gegen Tollwut geimpft worden (wenigstens drei Dosen), werden nur zwei Dosen des aktiven Impfstoffs an den Tagen 0 und 3 verabreicht. Eine Immunglobulingabe erübrigt sich in diesem Fall.

32.2.3 Wirksamkeit

Die zugelassenen Impfstoffe sind hoch immunogen und lassen bei nahezu allen Empfängern nach spätestens 35 Tagen einen belastbaren Schutz entstehen. Umschriebene Studien in Personen, die von tollwütigen oder tollwutverdächtigen Tieren gebissen worden waren, zeigten einen 100%igen Erfolg im Rahmen der Postexpositionsprophylaxe.

32.2.4 Indikationen

Die präexpositionelle Impfung ist angezeigt für Personen mit einem permanent erhöhten Tollwutexpositionsrisiko wie Tierärzte, Jäger, Forstpersonal oder Angestellte in Laboratorien, die mit Tollwutviren arbeiten. Geimpft werden sollten auch Reisende in Regionen mit hoher Tollwutgefährdung (Indien, Nepal, Zentralafrika, Südamerika), wenn sie sich länger ($\geq$ 4 Wochen) oder immer wieder in diesen Gebieten – vor allem in ländlichen Gegenden – aufhalten.

Eine Postexpositionsprophylaxe muss durchgeführt werden nach Kontakt mit einem tollwutverdächtigen oder tollwütigen Wild- oder Haustier. Als tollwutverdächtig gilt besondere Zutraulichkeit (bei Wildtieren), Aggressivität und Bissfreudigkeit („rasende Wut"), „artfremdes" Verhalten oder Lähmungen bei Tieren (v. allem Haustieren) in bzw. aus Tollwutendemiegebieten. Die Art der Prophylaxe hängt von der Art des Kontaktes ab: das alleinige Berühren eines Tieres oder das beleckt werden der intakten Haut erfordert keine Prophylaxe; hat das Tier an der unbedeckten Haut geknabbert, oberflächlich gekratzt (ohne Blutung) oder nicht intakte Hautstellen beleckt, sollte eine aktive postexpositionelle Impfung vorgenommen werden; eine Bissverletzung, blutende Kratzwunden oder Kontamination von Schleimhäuten mit Speichel eines Tieres erfordern die aktiv-passsive Simultanprophylaxe.

32.2.5 Kontraindikationen

Spezifische Kontraindikationen gibt es nicht.

32.2.6 Nebenwirkungen

Die modernen Zellkulturvakzinen sind sehr gut verträglich. An spezifischen Reaktionen sind selten Reaktionen im Sinne einer Serumkrankheit (Immunkomplexerkrankung, Fieber, Lymphknotenschwellung, Gelenkbeschwerden) beschrieben, sehr selten wurden allergische Reaktionen beobachtet.

Diskussion Fallbeispiel 31: Impfung gegen Tollwut: Bei Katzenbiss im Schwarzwald? Nach Hundebiss im Türkeiurlaub?

a) Dass sich eine Katze wehrt, wenn sie von einem Fremden festgehalten wird, ist nicht ungewöhnlich – das Verhalten der Katze ist also nicht auffällig und ist sicher nicht tollwutverdächtig. Außerdem wurde Deutschland Mitte 2008 als tollwutfrei erklärt, nachdem seit Anfang 2006 keine tierischen Tollwutfälle mehr aufgetaucht sind. Beides schließt einen Tollwutverdacht aus. Es ist also keine Postexpositionsprophylaxe indiziert (allerdings sollte sichergestellt werden, dass der Junge über einen Tetanusschutz verfügt – er sollte ja mit fünf bis sechs Jahren eine Auffrischimpfung mit dem Tetanus-Diphtherie-Pertussis-Kombinationsimpfstoff erhalten haben. Wenn nicht, sollte diese Impfung gleich nachgeholt werden!)

b) Gibt es in der Türkei Tollwut? Ein Blick ins Internet (z.B. reisemedizinische Dienste wie www.fit-for-travel.de, www.crm.de) gibt Ihnen die Antwort: ja, in der Türkei gibt es Tollwut, die größte Gefahr stellen streunende Hunde dar. Unsere Patientin kommt also zu Recht. Nachdem der Hund nicht mehr verfügbar ist, seine Reaktion – zumindest nach der Auskunft der Patientin – nicht unbedingt normal war und in der Türkei Tollwut endemisch ist, ist eine Postexpositionsprophylaxe mit aktiver und, weil es sich um eine blutende Bissverletzung handelt, auch passiver Immunisierung indiziert. Aber auch noch fünf Tage nach der Bissverletzung? Ja – denn die Inkubationszeit der Tollwut ist sehr variabel. Das Virus kann lange am Eintrittsort persistieren und hier durch eine Immunisierung noch abgefangen bzw. davon abgehalten werden, in die Nerven einzudringen. Sie sollten also auf jeden Fall eine aktive Schnellimmunisierung beginnen und mit der ersten Dosis auch Tollwutimmunglobulin (nach Körpergewicht) verabreichen. Soviel wie möglich spritzen Sie um die Verletzungsstelle, den Rest intragluteal.

---

33 Die Impfung gegen Typhus

Fallbeispiel 32: Wer braucht eine Impfung gegen Typhus? Typhusimpfung – oral oder parenteral?

a) Welchen der im Folgenden aufgeführten Reisenden würden Sie eine Typhusimpfung empfehlen?

- Ärzteehepaar mit zwei sechs und acht Jahre alten Töchtern, die einen 14-tägigen Badeurlaub an der türkischen Mittelmeerküste (in der Nähe von Izmir) verbringen wollen.
- 20-jähriger Student, der mit einem Freund eine 10-tägige Wandertour (mit Rucksack und Zelt) durch die kanadischen Rocky Mountains unternehmen wird.
- 35-jähriger Lehrer, der mit einer Reisegruppe eine 3-wöchige Treckingtour in Nepal plant.
- 23-jährige Pädagogikstudentin, die mit einer Kommilitonin vier Wochen in einem Waisenhaus in Indien arbeitet und dann noch weitere drei Wochen durch das Land reist.

b) Ein Medizinstudent möchte in einem Missionshospital in einer kenianischen Kleinstadt vier Wochen lang famulieren und anschließend noch weiter drei Wochen durch Kenia reisen. Seine Impfungen gegen Tetanus, Diphtherie, Poliomyelitis, Hepatitis A und B wurden alle innerhalb der letzten fünf Jahre durchgeführt bzw. aufgefrischt. Er fragt Sie nun, ob er auch eine Impfung gegen Typhus braucht, und wenn ja, welche? Es gäbe doch einen Tot- und einen Lebendimpfstoff?

- Ist eine Typhusimpfung für die beschriebene Afrikareise sinnvoll? Worin besteht der Unterschied zwischen den beiden Impfstoffen?
- Welcher Impfstoff (tot oder lebend) wäre in der vorliegenden Situation angebracht?

33.1 Typhus

Salmonella typhi, der Erreger des Typhus, ist ein obligat pathogenes gramnegatives Bakterium der Familie Enterobacteriaceae. Der Typhus ist eine meist schwer verlaufende, fieberhafte Allgemeininfektion. Nach einer Inkubationszeit von ein bis drei Wochen beginnt die Erkrankung mit einer unspezifischen Symptomatik des Respirationstrakts (Tonsillitis, Bronchitis), der sich ein Fieberanstieg auf 39–40°C anschließt. Das Fieber bleibt in Form einer Kontinua für ein bis zwei Wochen bestehen und wird begleitet von starken Kopfschmerzen und deliranten Zuständen. Typische Zeichen sind eine Bradykardie, Leukopenie und die auf der Bauchhaut sichtbaren Roseolen. Gelegentlich letal verlaufende Komplikationen sind in der zweiten Hälfte der Erkrankung zu erwarten, wie Darmblutungen, Perforationsperitonitiden oder Herzversagen als Folge einer typhösen Myokarditis. Zu Beginn der Erkrankung besteht gelegentlich eine Obstipation, Durchfälle treten meist erst in der zweiten Krankheitsphase auf. Als Spätfolgen werden selten Arthritiden und Abszesse verschiedener Organsysteme beobachtet. Die Mortalität des Typhus lag in der vorantibiotischen Ära bei 15–20 %; sie nimmt durch eine rechtzeitige Behandlung auf weniger als 1 % ab. Etwa 1–3 % aller Infizierten werden (auch heute noch) Dauerausscheider, bei denen der Erreger meist in den Gallenwegen oder der Gallenblase persistiert. Paratyphus (verursacht durch Salmonella paratyphi) verläuft prinzipiell gleichartig, aber in der Regel milder. Die Therapie erfolgt heute in erster Linie mit Chinolonen oder Cephalosporinen.

Typhus- und Paratyphuserreger kommen nur beim Menschen vor. Wichtigste Infektionsquelle sind Dauerausscheider, vor allem wenn sie nicht bekannt sind. Die Erreger werden in Stuhl und Urin ausgeschieden und können durch direkten Kontakt oder über fäkal kontaminierte Gegenstände, Lebensmittel oder Trinkwasser übertragen werden.

Typhus abdominalis ist eine weltweit vorkommende Erkrankung, deren Auftreten allerdings stark von den hygienischen Verhältnissen abhängt und daher ein deutliches Nord-Süd-Gefälle aufweist. Durch Sanierung von Dauerausscheidern und guten hygienischen Verhältnissen konnten in Deutschland die Erkrankungen an Typhus und Paratyphus in den letzten 40 Jahren von mehreren Tausend Fällen jährlich auf 60 bis 90 in den Jahren 2002–2008 reduziert werden. Ca. 90 % dieser Infektionen wurden im Ausland erworben (über die Hälfte in Indien und Pakistan). Die wichtigste prophylaktische Maßnahme ist hygienisches Verhalten. Eine Immunprophylaxe des Typhus ist mit Lebend- und Totimpfstoffen möglich.

33.2 Impfstoffe gegen Typhus

Derzeit sind ein Lebendimpfstoff und zwei Totimpfstoffe gegen Typhus zugelassen. Außerdem gibt es einen Kombinationsimpfstoff Typhus-Hepatitis-A.

33.2.1 Typhuslebendimpfstoff

33.2.1.1 Zusammensetzung/Herstellung

Die Lebendvakzine enthält die Salmonella-typhi-Mutante Ty21a, die mehrere Mutationen aufweist und dadurch die Fähigkeit verloren hat, das Enzym UDP-Galactose-4-Epimerase zu synthetisieren. Bei Abwesenheit von Galaktose wächst der Erreger ohne die Bildung von O-Antigenen, weil er keine Quelle für UDP-Galaktose aufweist. Ist exogene Galaktose, wie im menschlichen Darm, vorhanden, so kann der Erreger die für seine Antigenität essenziellen O-Antigene bilden. Durch die Unfähigkeit, UDP-Galaktose in UDP-Glukose umzuwandeln und weiter zu verstoffwechseln, kommt es aber zu einer Akkumulation dieser Verbindung sowie von Galaktose-1-Phosphat, was nach zwei bis drei Tagen zum Absterben der Bakterienzelle führt.

33.2.1.2 Anwendung

Die Impfstoffkeime sind in magensaftresistenten Kapseln enthalten. Zur Grundimmunisierung werden insgesamt drei Kapseln an den Tagen 1, 3 und 5 eine Stunde vor einer Mahlzeit eingenommen. Der Impfstoff darf nicht zusammen mit Laxantien verabreicht werden; Antibiotika, Sulfonamide oder Malariamittel dürfen frühestens drei Tage nach der letzten Impfstoffdosis eingenommen werden. Auffrischimpfungen werden nach ein bis zwei Jahren empfohlen.

33.2.1.3 Wirksamkeit

Die Wirksamkeit des Lebendimpfstoffs lag bei Studien in Endemiegebieten bei 67 % für drei Jahre. Da in diesen Fällen ein häufiger Kontakt mit dem Erreger, der zu Boosterreaktionen führt, angenommen werden muss, sollte sicherheitshalber bei Nichtexponierten von einer kürzeren Schutzdauer ausgegangen werden.

33.2.1.4 Indikationen

Eine Impfung gegen Typhus ist in erster Linie indiziert für Reisende, die sich in Entwicklungsländern aufhalten, in denen Typhus endemisch ist, und die unter hygienisch unzulänglichen Bedingungen reisen („Rucksacktouristen", aber auch Entwicklungshelfer). In Typhusendemiegebieten sind vor allem Schulkinder Ziel von Impfkampagnen.

33.2.1.5 Kontraindikationen

Kontraindikationen sind nicht bekannt.

33.2.1.6 Nebenwirkungen

Der Impfstoff ist gut verträglich. Selten können leichte Magen-Darm-Beschwerden auftreten. In Einzelfällen wurden allergische Hautreaktionen und allergische Reaktionen der Bronchien beobachtet.

33.2.2 Typhustotimpfstoff

33.2.2.1 Zusammensetzung/Herstellung

Die Totvakzine besteht aus gereinigtem, nicht denaturiertem Vi-Kapselpolysaccharid von Salmonella typhi. Neben dem monovalenten Impfstoff gibt es noch einen Kombinationsimpfstoff, der zusätzlich eine Hepatitis-A-Komponente enthält.

33.2.2.2 Anwendung

Zur Immunisierung wird eine Dosis mit 0,5 ml intramuskulär oder subkutan verabreicht.

33.2.2.3 Wirksamkeit

Eine Injektion induziert bei 85–90 % aller Impflinge über zwei Jahre spezifische Antikörper der Klasse IgG im Serum. Die Schutzwirkung der Vakzine liegt bei 64–72 %, die Schutzdauer wird mit 36 Monaten angegeben.

33.2.2.4 Indikationen

Siehe unter „Typhuslebendimpfstoff" (s. S. 191).

33.2.2.5 Kontraindikationen

Siehe unter „Typhuslebendimpfstoff" (s. S. 191).

33.2.2.6 Nebenwirkungen

Neben den üblichen Reaktionen auf einen Totimpfstoff können sehr selten Störungen vonseiten des Magen-Darm-Traktes auftreten (Erbrechen, Durchfall und Schmerzen). In Einzelfällen wurden allergische Hautreaktionen und Reaktionen der Bronchien beobachtet.

Diskussion Fallbeispiel 32: Wer braucht eine Impfung gegen Typhus? Typhusimpfung – oral oder parenteral?

a) Eine Typhusimpfung ist immer dann indiziert, wenn man in Gegenden, in denen Typhus endemisch ist, unter einfachen und hygienisch problematischen Bedingungen reist. Das gilt in unseren Beispielen wahrscheinlich nicht für die Familie, die zum Baden (höchstwahrscheinlich in ein Hotel der gehobenen Kategorie) in die Türkei fährt (obwohl es natürlich in der Türkei Typhus gibt). Sicher keine Typhusgefahr besteht auch für die beiden Kanadawanderer – Typhus ist in Kanada genauso selten wie bei uns, und wenn auch die hygienischen Bedingungen für Rucksackwanderer nicht immer optimal sein können, so gibt es in den (fast) menschenleeren kanadischen Rocky Mountains niemanden, an dem man sich mit Typhus infizieren könnte! Anders ist es sicher im nächsten Fall: Nepal gehört – wie Indien und Pakistan – zu den Ländern mit der höchsten Typhusinzidenz weltweit. Länger dauernde Trekkingtouren führen immer wieder durch Dörfer, in denen sich die Touristen verköstigen und wo die Hygienesituation weit entfernt von mitteleuropäischen Standards ist. Fast jedes Jahr kommen deutsche Touristen mit Typhus aus Nepal zurück! Dass gleiche gilt für Indien (über die Hälfte aller nach Deutschland eingeschleppte Typhusinfektionen stammen aus Indien und Pakistan!); auch hier ist ein Reisender – oder in unserem Fall eine Reisende – die mit Rucksack und öffentlichen Verkehrsmitteln unterwegs ist und sich zwangsläufig auch „aus dem Land" ernähren muss, besonders gefährdet. Für Nepal wie Indien ist eine Typhusimpfung also immer zu erwägen und in unseren Beispielen auf jeden Fall indiziert.

---

b) Auch in Afrika ist Typhus endemisch. Ein auch nur einige Tage währender Aufenthalt in ländlichen Gegenden mit oft fragwürdigen sanitären Verhältnissen und unsicherer Trinkwasserversorgung ist daher schon ein Grund, eine Typhusimpfung durchzuführen – unser Student sollte also geimpft werden! Nun hat er sich im Vorfeld schon (etwas) informiert und weiß, dass es zwei Typhusimpfstoffe gibt, einen Lebend- und einen Totimpfstoff. Welcher ist vorzuziehen? Nun, beide Impfstoffe sind umfassend getestet worden und haben weitestgehend identische Ergebnisse erbracht. Wirksamkeit und Impfschutzdauer sind sehr ähnlich, sodass es völlig gleichgültig ist, zu welchem Impfstoff man greift (man könnte sogar daran denken, für einen optimalen Schutz – falls man längere Zeit unter hygienisch fragwürdigen Bedingungen leben muss – beide Impfstoffe zu verwenden, die Immunität mittels verschiedener Mechanismen induzieren und deren Wirkung sich daher zumindest addieren müsste – allerdings gibt es dazu keine Untersuchungen).

34 Die Impfung gegen Gelbfieber

Fallbeispiel 33: Wo braucht man eine Gelbfieberimpfung? Gelbfieberimpfung nicht für die Einreise vorgeschrieben – keine Gefahr?

a) Ein Ehepaar kommt zu Ihnen anlässlich einer geplanten zweiwöchigen Urlaubsreise nach Sri Lanka. Bei beiden sind alle Standardimpfungen auf dem neuesten Stand; eine komplette Hepatitis-A- und B-Impfung ist laut Impfpass vor drei Jahren bei beiden durchgeführt worden. Sie sind aber etwas verunsichert, weil sie erfahren haben, Sri Lanka schreibe auch eine Gelbfieberimpfung für Reisende vor.

- Ist diese Information richtig? Ist eine Gelbfieberimpfung angezeigt?

b) Ein Rentnerehepaar – sie 61, er 63 – planen einen 14-tägigen Keniaurlaub inklusive einer 7-tägigen (Foto-) Safari. Sie suchen Sie wegen einer reisemedizinischen Beratung auf. Bei der Kontrolle der Impfpässe sehen Sie, dass beide vor sechs Jahren anlässlich einer Indienreise gegen Tetanus, Diphtherie und Polio geimpft wurden und dass auch eine komplette Hepatitis-A-Impfung vorliegt. Sie raten zu einer Gelbfieberimpfung, worauf der Mann aber meint, er habe sich informiert und erfahren, dass für Reisende aus Deutschland eine Gelbfieberimpfung nicht vorgeschrieben sei.

- Stimmt diese Aussage?
- Gibt es einen Grund, trotzdem eine Gelbfieberimpfung durchzuführen?

34.1 Gelbfieber

Der Gelbfiebererreger gehört wie das FSME-Virus zur Familie der Flaviviridae. Es handelt sich um ein umhülltes RNA-Virus, das durch Stechmücken (Aedes aegypti oder verwandte Arten) auf den Menschen übertragen wird.

Die Erkrankung beginnt nach einer Inkubationszeit von drei bis sechs Tagen mit Fieber, Kopfschmerzen und allgemeinem Krankheitsgefühl mit Übelkeit und Muskelbeschwerden. Nach einer kurzdauernden Phase der Besserung kommt es zu einem erneuten Fieberanstieg und Zeichen der systemischen Infektion, die primär die Leber betrifft und zum Ikterus führt; darüber hinaus können Nierenversagen, Blutungskomplikationen und eine Schocksymptomatik eintreten. Die Prognose der Patienten mit ikterischer Erkrankung ist schlecht, die Letalität beträgt 20–50 %. Insgesamt nehmen aber nur 5–20 % aller Infektionen diesen schweren Verlauf, der Rest bleibt klinisch stumm oder zeigt nur abortive Symptome. Die Erkrankung lässt sich nur symptomatisch behandeln, eine spezifische Therapie existiert nicht.

Gelbfieberviren kommen im tropischen Amerika und Afrika, aber nicht in Asien vor *(Abb. 16)*. Für die so genannte sylvatische Form des Gelbfiebers bilden Affen und Halbaffen des Urwalds zusammen mit den übertragenden Stechmücken das Virusreservoir. Der Mensch wird nur gelegentlich infiziert und spielt für den Erhalt des Erregers keine Rolle. Beim urbanen Gelbfieber dagegen stellt vorwiegend der Mensch das Erregerreservoir dar.

Weltweit kommt es jedes Jahr zu etwa 200 000 Infektionen mit ca. 30 000 Toten, hauptsächlich in Zentralafrika.

Für die Bekämpfung des urbanen Gelbfiebers ist die Elimination der Stechmücken durch Vernichtung ihrer Brutplätze wichtig; daneben ist die Impfung für den Individualschutz essentiell.

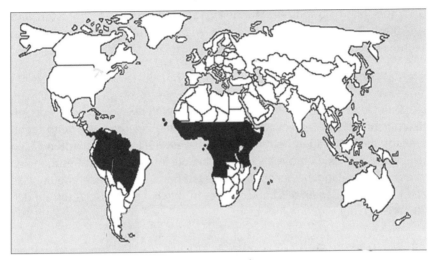

Abb. 16: Gelbfieber-Endemiegebiete (WHO 2005)

34.2 Der Impfstoff gegen Gelbfieber

34.2.1 Zusammensetzung/Herstellung

Der Lebendimpfstoff enthält den Virusstamm 17D, der durch zahlreiche Passagen abwechselnd in Rhesusaffen und in Stechmücken der Gattung Aedes, in Mäuseembryonen und schließlich Hühnerembryonen attenuiert wurde. Zur Herstellung der Vakzine wird das Virus in befruchteten Hühnereiern gezüchtet und der virushaltige Überstand lyophilisiert. Er enthält noch signifikante Mengen von Hühnereiweiß. Der Impfstoff darf nur von bestimmten, von der WHO anerkannten Impfstellen eingesetzt werden.

34.2.2 Anwendung

Zur Grundimmunisierung reicht eine Impfung aus. Der Impfstoff wird unmittelbar vor Gebrauch in physiologischer Kochsalzlösung gelöst. Trockensubstanz und Lösungsmittel dürfen nicht mit Desinfektionslösungen in Kontakt kommen. Der gelöste Impfstoff ist vor Licht geschützt bei 4°C aufzubewahren und muss innerhalb von zwei Stunden verbraucht werden. Der Impfstoff wird subkutan oder intramuskulär verabreicht. Wiederimpfungen werden nach zehn Jahren empfohlen.

34.2.3 Wirksamkeit

Der Gelbfieberimpfstoff hat sich als sehr wirksam erwiesen. Schützende Antikörperspiegel werden von 90 % aller Geimpften innerhalb von zehn Tagen erreicht; nach 30 Tagen beträgt die Schutzrate 99 %. In den meisten Fällen hält die Schutzwirkung für 30–35 Jahre an, die internationalen Gesundheitsvorschriften verlangen aber aus Sicherheitsgründen eine Wiederimpfung alle zehn Jahre. Der Beginn des Impfschutzes ist durch diese Vorschriften auf den 10. Tag nach der Impfung festgelegt.

34.2.4 Indikationen

Die Impfung ist indiziert für alle Reisenden in Gelbfieberendemiegebiete. Diese Gebiete umfassen im Wesentlichen Länder zwischen dem 15° nördlicher Breite und dem 10° südlicher Breite in Zentralafrika sowie dem 10. Breitengrad im Norden und dem 15. Breitengrad im Süden in Südamerika. Einige Länder in diesen Gebieten verlangen von jedem Einreisenden einen gültigen Nachweis einer Gelbfieberimpfung. Darüber hinaus wird von den meisten Ländern dieser Regionen, aber auch von vielen Ländern außerhalb der Gelbfiebergebiete (auch in Asien) ein Impfnachweis von allen Reisenden verlangt, die aus Gelbfiebergebieten kommend einreisen. Impfzertifikate über eine Impfung gegen Gelbfieber müssen von einer Impfstelle stammen, die als „Yellow-fever vaccination center for international travel" anerkannt ist.

34.2.5 Kontraindikationen

Kontraindikationen sind wie bei allen Lebendimpfungen das Vorliegen von Immundefekten sowie eine – allerdings sehr seltene – Allergie gegen Hühnereiweiß. Obwohl Fruchtschädigungen durch die Gelbfieberimpfung nie nachgewiesen wurden, sollte in der Schwangerschaft keine Impfung durchgeführt werden. In Fällen, in denen sich ein Aufenthalt in einem Gelbfiebergebiet nicht umgehen lässt, können allerdings nach strenger Indikationsstellung auch

Schwangere geimpft werden. Analoges gilt für Kinder unter neun Monaten. Auf keinen Fall sollte wegen des – wenn auch minimalen – Enzephalitisrisikos Kinder geimpft werden, die jünger als vier Monate sind. Ist bei einem Reisenden, der in ein Gelbfiebergebiet fährt, die Gelbfieberimpfung aus medizinischen Gründen kontraindiziert, so muss die Gelbfieberimpfstelle ein entsprechend begründetes Impfbefreiungszeugnis ausstellen. Dazu kann folgender Text gewählt werden:

Exemption-Certificate

I certify that Mr./Mrs./Miss ....

born ....

resident ....

is suffering from ....

On medical reasons, a vaccination against Yellow Fever is therefore not possible.

Diese Bescheinigung sollte den Stempel einer autorisierten Impfstelle tragen.

34.2.6 Nebenwirkungen

Mit dem Impfvirus 17 D wurden in mehr als 50 Jahren viele Hundert Millionen von Impfungen durchgeführt. In der Regel wird die Impfung problemlos vertragen. Gelegentlich kann es innerhalb von ein bis drei Tagen nach der Injektion an der Impfstelle zu Rötung, Schmerzhaftigkeit und Schwellung kommen, auch verbunden mit Beteiligung der zugehörigen Lymphknoten. Selten treten nach vier bis sieben Tagen grippeähnliche Symptome wie leichtes Fieber, Kopf- und Gliederschmerzen im Sinne einer Impfkrankheit auf. Diese Reaktionen sind in der Regel vorübergehender Natur und klingen rasch und folgenlos ab.

Drei Formen von Komplikationen sind nach Gelbfieberimpfung beschrieben worden: allergische Reaktionen aufgrund einer Hühnereiweißallergie, Enzephalitiden sowie gelbfieberähnliche Erkrankungen mit multiplen Organschäden.

Herstellungsbedingt enthält der Impfstoff vergleichsweise große Mengen von Hühnereiweiß; in den sehr seltenen Fällen von Hühnereiweißallergie darf daher nicht geimpft werden.

26 Fälle von nachgewiesenermaßen oder sehr wahrscheinlich durch die Impfung verursachten Enzephalitiden wurden seit 1946 beschrieben, die Mehrzahl davon bei Säuglingen unter sechs Monaten.

Seit 1996 wurden im Zusammenhang mit der Gelbfieberimpfung weltweit 35 Fälle von schwer und in der Hälfte sogar tödlich verlaufenden Erkrankungen mit multiplen Organschäden beobachtet. Ein Kausalzusammenhang mit der Impfung muss angenommen werden, wobei der zugrunde liegende Pathomechanismus allerdings noch unklar ist. Am ehesten muss eine atypische Reaktion des Impflings angenommen werden, die bei Menschen über 60 Jahren häufiger vorzukommen scheint.

Angesichts der großen Zahl der bisher durchgeführten Impfungen scheint ein Auftreten der genannten Komplikationen aber extrem selten zu sein. Bei Aufenthalt in einem Gelbfiebergebiet ist das Risiko eines Ungeimpften durch eine natürliche Erkrankung ungleich größer als das Risiko der Impfung. Die Indikation zur Impfung sollte aber unter Berücksichtigung der Notwendigkeit eines Schutzes und des individuellen Risikos streng gestellt werden, insbesondere bei Säuglingen und älteren Menschen.

Diskussion Fallbeispiel 33: Wo braucht man eine Gelbfieberimpfung? Gelbfieberimpfung nicht für die Einreise vorgeschrieben – keine Gefahr?

a) Tatsächlich können Sie manchmal in den Einreisebedingungen für eine Reihe von asiatischen Staaten lesen, dass eine Gelbfieberimpfung zur Einreise notwendig ist – allerdings nur (und das wird dann eben oft überlesen), wenn man aus einem Gelbfieberendemiegebiet einreist. Der Grund dafür ist, dass die Länder sich vor der Einschleppung von Gelbfieberviren schützen wollen, weil es bei ihnen Mückenarten gibt, die (theoretisch) Gelbfieberviren übertragen können. Einreisende aus Deutschland brauchen natürlich keine Gelbfieberimpfung, auch nicht zum eigenen Schutz, denn Gelbfieber gibt es nur in Zentralafrika und Südamerika.

b) Kenia schreibt die Gelbfieberimpfung für Einreisende nicht vor – das ist richtig. Das heißt aber nicht, dass es in diesem Land Gelbfieber nicht gibt. Die Küstenregion ist zwar davon frei, aber im Landesinneren besteht durchaus die Gefahr, sich zu infizieren – unsere beiden Afrikareisenden, die auf ihrer Fotosafari ja mit Sicherheit im Hinterland unterwegs sind, sollten sich also auf jeden Fall gegen Gelbfieber impfen lassen.

35 Die Impfung gegen Cholera

Fallbeispiel 34: Choleraimpfung für Kongressreise nach Indien?

Ein 54-jähriger Biologieprofessor fährt zu einem wissenschaftlichen Kongress nach Kalkutta. Der Kongress findet in einem Fünf-Sterne-Hotel statt und dauert vier Tage; anschließend macht er noch eine 5-tägige Rundreise, die ebenfalls von der Kongressleitung organisiert wird. Er kommt vier Wochen vor der Reise zu Ihnen, um sich wegen möglicherweise notwendiger Impfungen beraten zu lassen. Er wurde vor vier Jahren vollständig gegen Hepatitis A und B geimpft. Weil die letzte Tetanus-Diphtherie-Impfung zwölf Jahre zurückliegt, verabreichen Sie ihm eine Tetanus-Diphtherie-Polio-Impfung. Sie erwähnen noch die Typhusimpfung (die Sie angesichts der bestens organisierten Reise für nicht unbedingt notwendig halten). Er möchte auf jeden Fall auch die Typhusimpfung und äußert sein Erstaunen darüber, dass Sie ihm nicht zur Choleraimpfung raten: Indien sei doch das Land mit der höchsten Cholerainzidenz.

- Sehen Sie die Notwendigkeit einer Cholera-Impfung?

35.1 Cholera

Die Cholera ist Folge einer Infektion mit dem Bakterium Vibrio cholerae. Sie ist charakterisiert durch eine akute Diarrhoe, meist von Erbrechen begleitet, die rasch, gelegentlich innerhalb weniger Stunden, zu einer ausgeprägten Dehydratation führt. Verursacht wird die Erkrankung in erster Linie durch das von Vibrio cholerae gebildete Exotoxin, das eine starke Hypersekretion von Anionen aus dem Dünndarmepithel und damit einen ausgeprägten Ausstrom von Flüssigkeit bewirkt. Komplikationen der Erkrankung resultieren aus dem oft massiven Flüssigkeits- und Elektrolytverlust und der dadurch verursachten Hypovolämie, der metabolischen Azidose und dem Kaliummangel. Häufiger als diese schwere Verlaufsform sind allerdings milde Durchfallerkrankungen oder gänzlich asymptomatische Infektionen.

Die überstandene Cholera hinterlässt eine vollständige und lange anhaltende Immunität. Ihre Basis bilden spezifische sekretorische IgA-Antikörper, die sowohl gegen das Choleratoxin als auch gegen Oberflächenstrukturen des Erregers gerichtet sind. Die Therapie besteht im Wesentlichen im raschen und möglichst exakten Ausgleich des gestörten Wasser- und Elektrolythaushaltes durch die orale – in schweren Fällen parenterale – Zufuhr ausreichender Flüssigkeitsmengen. Erst in zweiter Linie ist eine antibiotische Therapie indiziert. Mittel der Wahl sind Tetrazykline (Doxycyclin), alternaiv Chinolone (Ciprofloxacin), die die Dauer des Durchfalls abkürzen und so die Flüssigkeitsverluste reduzieren.

Die Cholera wird fäkal-oral in erster Linie durch kontaminiertes Trinkwasser übertragen. Die Erkrankung, die früher im Wesentlichen auf den indischen Subkontinent beschränkt war, hat sich seit Beginn des vorigen Jahrhunderts in mehreren Seuchenzügen über die ganze Welt verbreitet. Sie ist heute endemisch in Indien, Pakistan und Bangladesh, weiten Gebieten Südostasiens, Afrikas und, seit 1991, einzelnen Regionen Südamerikas. Die Zahl der jährlichen Cholerafälle wird auf über 1 Million mit etwa 100 000 bis 130 000 Todesfällen geschätzt.

Wichtigste Maßnahme zur Prophylaxe der Cholera ist eine ausreichende Hygiene, erst in zweiter Linie ist die Schutzimpfung angezeigt.

35.2 Choleraimpfstoff

35.2.1 Zusammensetzung/Herstellung

Der Impfstoff enthält zwei mit Formalin abgetötete Stämme der beiden Serotypen Ogawa und Inaba sowie die gleichen Serotypen, die durch Hitzebehandlung inaktiviert wurden. Die Formalinbehandlung erhält die Proteinantigene der Erregeroberfläche, während die Hitzebehandlung die antigene Struktur der Proteine weitgehend zerstört, aber die Lipopolysaccharide immunologisch intakt lässt. Zusätzlich enthält der Impfstoff die nichttoxische B-Untereinheit des Choleratoxins in gereinigter Form, die von einem gentechnisch modifizierten Stamm von Vibrio cholerae stammt, der die B-Untereinheit verstärkt produziert, aber kein Holotoxin bilden kann.

35.2.2 Anwendung

Der Impfstoff wird oral appliziert. Das mitgelieferte Brausegranulat wird in ca. 150 ml Wasser gelöst und der Inhalt eines Impfstoffffläschchens zugegeben. Der zubereitete Impfstoff muss innerhalb von zwei Stunden getrunken werden. Kinder ab sechs Jahren, Jugendliche und Erwachsene erhalten zwei Impfdosen im Abstand von ein bis sechs Wochen. Für Kinder von zwei bis sechs Jahren sind drei Impfdosen notwendig.

35.2.3 Wirksamkeit

In einer placebokontrollierten Feldstudie in Bangladesh mit mehr als 60 000 Teilnehmern lag die Wirksamkeit nach drei Jahren bei 63 %, allerdings nur bei Personen, die älter als fünf Jahre waren; bei jüngeren Kindern war die Wirksamkeit auf ein Jahr beschränkt. Für einige Monate schützt die Vakzine auch gegen Durchfallerkrankungen durch enterotoxische E. coli-Stämme, die ein dem Choleratoxin ähnliches hitzelabiles Toxin bilden.

35.2.4 Indikationen

Indiziert sind Impfstoffe gegen Cholera prinzipiell nur bei Personen mit einem stark erhöhten Cholerarisiko. Ein solches Risiko ist gegeben, wo in Gebieten mit endemischer Cholera größere Menschenmengen unter sehr schlechten sozialen und hygienischen Bedingungen auf engem Raum zusammenleben, etwa in Slums oder in Flüchtlingslagern, und wenn im Falle des Auftretens von Cholera eine medizinische Grundversorgung nicht gewährleistet ist. Die Impfung von einzelnen, stark gefährdeten Personen in einem derartigen Umfeld, wie Entwicklungshelfern oder medizinischem Personal bei Katastropheneinsätzen, kann gelegentlich angebracht sein. Der Normaltourist, auch wenn er sich in Ländern aufhält, in denen Cholera endemisch ist, gehört mit Sicherheit nicht zu diesem Personenkreis.

Die Weltgesundheitsorganisation gibt keine Indikation für die Choleraimpfung an und hat ihren Mitgliedern empfohlen, auf eine Impfpflicht zu verzichten. Trotzdem verlangen gelegentlich manche Länder (vor allem in Afrika), in denen es zu Ausbrüchen von Cholera gekommen ist, bei der Einreise eine Bescheinigung über eine innerhalb der letzten sechs Monate durchgeführte Choleraimpfung, manche Länder auch bei der Einreise aus einem Choleragebiet. Die Impfbestätigung muss im internationalen Impfpass eingetragen und mit einem behördlich anerkannten Siegel der Impfstelle versehen sein.

35.2.5 Kontraindikationen

Akute Magen-Darmerkrankung (Gefährdung des Impferfolgs, Impfung verschieben).

35.2.6 Nebenwirkungen

Die Verträglichkeit des Impfstoffs ist gut; Berichte über Nebenwirkungen liegen nicht vor.

Diskussion Fallbeispiel 34: Choleraimpfung für Kongressreise nach Indien?

Tatsächlich ist Indien das Land mit der höchsten Cholerainzidenz. Trotzdem wird man im vorliegenden Fall nicht unbedingt zur Choleraimpfung raten. Sowohl der Kongress als auch die anschließende Reise dürften unter hygienisch einwandfreien Bedingungen stattfinden; die Gefahr einer Infektion mit Cholera ist nur unter sehr schlechten hygienischen Verhältnissen, vor allem mangelnder Trinkwasserhygiene, gegeben. Derartige Orte werden üblicherweise von Touristen nicht aufgesucht. Gesunde Reisende erkranken außerdem sehr selten schwer an Cholera. Die Erkrankung tritt bevorzugt bei unterernährten, vorerkrankten Menschen auf. Ein Argument für die Choleraimpfung könnte ihre in den ersten Monaten nach der Impfung auftretende (allerdings nur begrenzte) Schutzwirkung gegen das Enterotoxin von E. coli sein.

36 Die Impfung gegen Japanische Enzephalitis

Fallbeispiel 35: Japanische Enzephalitis in Indien? Wo gibt es den Impfstoff gegen Japanische Enzephalitis?

Ein 26-jähriger Krankenpfleger geht für drei Monate nach Nordindien, um im Rahmen eines Entwicklungshilfeprojektes auf einer Leprastation mitzuarbeiten. Ihm ist von den Verantwortlichen vor Ort geraten worden, sich gegen Japanische Enzephalitis impfen zu lassen. Das erscheint ihm seltsam – Japanische Enzephalitis in Indien? Und einen Impfstoff dagegen konnte er in seiner Roten Liste (die allerdings vier Jahre alt ist) auch nicht finden. Als er zu Ihnen kommt, um sich die zweite Hepatitis-A-Impfung geben zu lassen, fragt er Sie daher nach der Japanischen Enzephalitis.

- Gibt es die Japanische Enzephalitis in Indien?
- Sollte man Reisende dagegen impfen?
- Wo erhält man den Impfstoff?

36.1 Japanische Enzephalitis

Das Japanische Enzephalitisvirus (JEV) gehört wie das FSME- und das Gelbfiebervirus zu den Flaviviren. Es führt im typischen Erkrankungsfall nach einer Inkubationszeit von sechs bis 16 Tagen zu einem plötzlichen Fieberanstieg, starken Kopfschmerzen und Zeichen einer Enzephalitis wie Veränderung der Bewusstseinslage, Sprachstörungen und anderen motorischen Ausfällen. Bei Kindern stehen zu Beginn der Erkrankung häufig gastrointestinale Symptome im Vordergrund. Im weiteren Verlauf kommt es zu Paresen, Hemi- oder Tetraplegien, zunehmender Bewusstseinstrübung und Koma. 5–30 % dieser schweren Verläufe enden letal. Folgeschäden bei Überlebenden sind häufig.

Allerdings nehmen nur etwa 25 von 1 000 Infektionen diesen schweren Verlauf. Die überwiegende Mehrzahl aller Infektionen verläuft inapparent, gelegentlich kommt es zu milden Verläufen, in denen eine aseptische Meningitis im Vordergrund steht. Die Behandlung erfolgt lediglich symptomatisch. Eine spezifische Therapie ist nicht verfügbar.

Das JEV wird von Mücken der Gattung Culex übertragen. Die Erkrankung ist über ganz Asien verbreitet und kommt sowohl endemisch als auch in Form kleinerer oder größerer Epidemien vor. In Gegenden mit gemäßigtem Klima treten Infektionen in den Sommermonaten auf, während in tropischen Gebieten die Erkrankungshäufigkeit nach der Regenzeit stark ansteigt. Die Japanische Enzephalitis ist hauptsächlich in ländlichen Gegenden verbreitet, wo die Moskitos sich in enger Nachbarschaft von Schweinen, Wasservögeln und Enten vermehren können, den wichtigsten Wirten für das JEV. Wichtig zur generellen Prophylaxe sind Maßnahmen zum Schutz vor Mückenstichen; für die Immunprophylaxe steht ein Totimpfstoff zur Verfügung.

36.2 Der Impfstoff gegen Japanische Enzephalitis

36.2.1 Zusammensetzung/Herstellung

Drei verschiedene Impfstoffe, ein attenuierter Lebendimpfstoff und zwei inaktivierte Vakzinen, sind in Asien im Einsatz. Ein Totimpfstoff ist auch international verfügbar (JE-VAX™), allerdings in Deutschland nicht zugelassen. Zu dessen Herstellung wird das Virus in Mäusehirn gezüchtet, mit Formalin inaktiviert und anschließend gereinigt. Der Impfstoff („Mäusehirn-Impfstoff") kommt in lyophilisierter Form auf den Markt und wird mit sterilem Wasser rekonstituiert.

Seit 2009 gibt es auch einen in Europa (auch in Deutschland) zugelassenen Impfstoff (IXIARO®). Das dafür benutzte Virus wird in Verozellen gezüchtet und inaktiviert. Nach Aufreinigung wird es an Aluminiumhydroxid adsorbiert. Eine Dosis dieses Zellkulturimpfstoffs enthält 0,5 ml.

36.2.2 Anwendung

Mäusehirn-Impfstoff: Erwachsene und Kinder über drei Jahren erhalten je 1 ml Impfstoff an den Tagen 0, 7 und 14–30. Auffrischimpfungen sind in dreijährigen Abständen indiziert. Kinder unter drei Jahren erhalten die halbe Dosis nach dem gleichen Schema. Alle Injektionen werden subkutan vorgenommen. Der Impfstoff ist in Deutschland nicht im Handel, kann aber über alle Apotheken bezogen werden.

Der Zellkulturimpfstoff ist in Deutschland zugelassen, bislang allerdings nur für Erwachsene. Zur Grundimmunisierung sind zwei Dosen im Abstand von vier Wochen notwendig. Angaben zu Auffrischimpfungen gibt es zum jetzigen Zeitpunkt noch nicht.

36.2.3 Wirksamkeit

Für die in Mäusehirn hergestellten Impfstoffe betragen die Serokonversionsraten nach drei Dosen 88–100 %. Die Schutzrate wird mit über 90 % angegeben.

Der Zellkulturimpfstoff erwies sich im direkten Vergleich mit einem dieser Impfstoffe als vergleichbar: Serokonversionsraten und Titerhöhe lagen nach zwei Impfungen im gleichen Bereich wie nach drei Impfungen mit dem Mäusehirnimpfstoff (JE-VAX™).

36.2.4 Indikationen

Der Impfstoff wird in vielen Endemiegebieten Asiens allen Kindern verabreicht. Für Bewohner der Industrienationen ist die Impfung bei längeren Reisen (über vier Wochen) in Endemiegebiete empfohlen, wenn die Reise während der Übertragungszeit des Virus stattfindet und die Reisenden sich vorwiegend in ländlichen Gebieten aufhalten.

36.2.5 Kontraindikationen

Spezielle Kontraindikationen gibt es nicht. Der Impfstoff sollte aber nicht mehr angewandt werden, wenn bei einer vorausgegangenen Impfung mit JE-Impfstoff allergische Reaktionen aufgetreten sind.

36.2.6 Nebenwirkungen

Leichte Schmerzen, Rötung und Schwellung an der Injektionsstelle treten bei etwa 30 % aller Geimpften auf. Etwa in der gleichen Größenordnung kommt es zu leichten systemischen Reaktionen wie Kopfschmerzen, erhöhter Temperatur, Muskelbeschwerden, Übelkeit und gastrointestinalen Symptomen. Alle Reaktionen klingen innerhalb von zwei bis drei Tagen ab. In 1–2 % aller Fälle, die mit dem Mäusehirnimpfstoff geimpft worden waren, wurden allerdings auch allergische bzw. anaphylaktische Reaktionen beobachtet, vor allem nach der zweiten Impfung. Sie äußerten sich in Urtikaria, Angioödemen, aber auch Dyspnoe und Hypotension. Die Erscheinungen sprechen prompt auf eine Antihistaminikatherapie an. Geimpfte sollten deshalb 30 Minuten lang nach der Impfung beobachtet werden. Bei Verwendung des Zellkulturimpfstoffs wurden diese Erscheinungen bislang noch nicht beobachtet.

Diskussion 35: Japanische Enzephalitis in Indien? Wo gibt es den Impfstoff gegen Japanische Enzephalitis?

Die Erkrankung ist über ganz Asien verbreitet, also auch in Indien. Sie kommt sowohl endemisch als auch in Form kleinerer oder größerer Epidemien vor. Unser Indienfahrer sollte also gegen diese Erkrankung geimpft werden, denn bei einem längeren Aufenthalt in einer ländlichen Gegend Indiens ist er wahrscheinlich gefährdet.

Bis 2009 gab es in Deutschland keinen zugelassenen Impfstoff gegen Japanische Enzephalitis. Der Impfstoff konnte aber über jede Apotheke bestellt werden. Bei der Impfung musste allerdings der Impfling darauf aufmerksam gemacht werden, dass er mit einem nicht zugelassenen Arzneimittel behandelt wird. Er musste dazu explizit sein Einverständnis geben (am besten schriftlich). 2009 kam ein neuer Impfstoff auf den Markt, der auch in Deutschland zugelassen ist.

37 Die Impfung gegen Tuberkulose

Fallbeispiel 36: Warum impfen wir nicht mehr gegen Tuberkulose?

Ein 24-jähriger Medizinstudent absolviert eine 6-wöchige Famulatur in Ghana. Er lässt sich von Ihnen die für die Reise notwendigen Impfungen geben. Dabei kommt er auch auf die Tuberkulose zu sprechen. Von den Kollegen in Afrika hat er erfahren, dass Tuberkulose in dieser Region sehr häufig ist und dass in Ghana alle Kinder gegen Tuberkulose geimpft werden. Er möchte nun von Ihnen wissen, warum es bei uns die Tuberkuloseimpfung nicht mehr gibt und ob er sich eventuell in Ghana noch gegen Tuberkulose impfen lassen soll?

- Warum gibt es in Deutschland keine Tuberkuloseimpfung mehr?
- Soll man (in Hochendemiegebieten) medizinisches Personal gegen Tuberkulose impfen?

37.1 Tuberkulose

Erreger der Tuberkulose ist überwiegend Mycobakterium tuberculosis. In Ländern, wo die Rindertuberkulose noch nicht beseitigt ist, spielt auch Mycobacterium bovis für Infektionen des Menschen noch eine Rolle.

Die Infektion verläuft meist in mehreren Stadien. Wichtigste Eintrittspforte ist die Lunge, wo der Erreger sich zunächst in den Alveolarmakrophagen vermehrt (Primäraffekt) und benachbarte Lymphknoten befallen kann (Primärkomplex). Abwehrmechanismen führen zur Bildung von Granulomen um die infizierten Bereiche und damit zur Eindämmung der Infektion. Endstadium ist die Vernarbung und Verkalkung der Herde (Subprimärstadium). Bei ungünstiger Abwehrlage ist eine hämatogene Aussaat mit Befall anderer Organe möglich; es kann zur Generalisation, zum Bild der Miliartuberkulose oder einer Meningitis tuberculosa kommen. Die in den ruhenden Herden u.U. noch lebenden Erreger können auch Jahre nach Erstinfektion reaktiviert werden und durch Einschmelzung des Gewebes zur offenen Tuberkulose bzw. durch hämatogene Streuung zur Organtuberkulose führen (Postprimärstadium).

Die klinisch manifeste Tuberkulose verläuft chronisch-zyklisch, allgemeine Symptome sind Fieber, Nachtschweiß, Gewichtsverlust und Schwächegefühl. Die spezifischen klinischen Erscheinungen sind vom betroffenen Organ abhängig: Husten, Auswurf und Hämoptysen dominieren bei der häufigsten Form, der Lungentuberkulose.

Ein stattgehabter Kontakt mit dem Erreger lässt sich durch die Tuberkulinreaktion (Test nach Mendel-Mantoux, Tine-Test) feststellen, mit deren Hilfe die zelluläre Reaktion gegenüber Tuberkuloprotein nachgewiesen wird (immunologische Spätreaktion, gekennzeichnet durch mononukleäre Zellinfiltration von Lymphozyten und Makrophagen). Für die Therapie der Tuberkulose werden spezifische Antibiotika (Tuberkulostatika) eingesetzt, die in der Regel in Mehrfachkombinationen verwendet werden (z.B. Isoniazid, Rifampizin, Pyrazinamid und Streptomycin). Die Übertragung der Tuberkulose erfolgt in erster Linie durch Tröpfcheninfektion, wobei der Kontagionsindex niedrig ist und erst länger dauernde massive Exposition zu einer Ansteckung führt. In Ländern mit Rindertuberkulose ist eine Übertragung durch Milch möglich. Die

Tuberkulose ist auf der ganzen Erde verbreitet. Etwa 60 Millionen Menschen sind an Tuberkulose erkrankt, von denen jährlich ca. 1,5 Millionen sterben. In Deutschland ist die Tuberkulose weiter (langsam) rückläufig. Von 2002 bis 2007 sank die Zahl der pro Jahr gemeldeten Fälle von über 7 000 Neuerkrankungen auf unter 5 000. Aufgrund dieser epidemiologischen Situation, der fraglichen Wirksamkeit und der Nebenwirkungen wird der Tuberkuloseimpfstoff (BCG-Impfstoff) in Deutschland nicht mehr empfohlen. Er ist aber weltweit und auch noch in einigen europäischen Staaten im Einsatz.

37.2 Tuberkuloseimpfstoff (BCG-Impfstoff)

37.2.1 Zusammensetzung/Herstellung

Der zur Impfung verwendete attenuierte Stamm von Mycobacterium bovis wurde erstmals von Calmette und Guérin zu Beginn des vergangenen Jahrhunderts hergestellt und wird deshalb als Bacille Calmette-Guérin (BCG) bezeichnet. Die Bakterien werden heute auf synthetischen Nährböden gezüchtet und lyophilisiert in den Handel gebracht.

37.2.2 Anwendung

Der Impfstoff muss streng intrakutan injiziert werden. Zur Immunisierung wird eine Dosis benötigt. Nur Tuberkulin-Negative dürfen geimpft werden. Bei Impflingen, die älter als sechs Wochen sind, ist daher ein vorheriger Tuberkulintest nach Mendel-Mantoux mit zehn TE durchzuführen, bei negativem Test kann die Impfung erfolgen.

37.2.3 Wirksamkeit

Die Wirksamkeit des BCG-Impfstoffs war lange Zeit umstritten. Nach wie vor ist die genaue Schutzwirkung, die durch die Impfung hervorgerufen wird, unklar. Einziges messbares Zeichen für das Angehen der Impfung ist die Tuberkulinkonversion, d.h. das Positivwerden des Tuberkulintests, das bei etwa 80 % der Geimpften eintritt. Es steht heute jedoch außer Zweifel, dass die Impfung bei Kindern wirksam ist. Hier werden allerdings nicht die Infektion, sondern die schweren Verläufe und Komplikationen einer Tuberkulose wie tuberkulöse Meningitis und Miliartuberkulose verhindert.

37.2.4 Indikationen

Wegen der eingeschränkten Wirksamkeit und der möglichen Komplikationen (s.u.) wird die BCG-Impfung in den Industrienationen, in denen die Tuberkuloseinzidenz sehr niedrig geworden ist, nicht mehr generell empfohlen. *In Deutschland wurde sie 1998 aus dem Impfkatalog genommen und ist gegenwärtig nicht mehr zugelassen.* Die WHO empfiehlt die BCG-Impfung nur noch für Säuglinge in Gebieten mit hoher Tuberkuloseinzidenz, für Säuglinge und Kinder mit hoher Tuberkuloseexposition auch in Ländern mit niedriger Tuberkuloseinzidenz, und für Personen, die durch therapieresistente TB gefährdet sind.

37.2.5 Kontraindikationen

Kontraindikationen für eine BCG-Impfung sind eine Tuberkulose-Erkrankung in der Anamnese und eine positive Tuberkulin-Reaktion. Darüber hinaus darf eine BCG-Impfung, wie die meisten Lebendimpfstoffe, nicht bei Menschen mit Immundefekten bzw. Patienten unter immunsuppressiver Therapie und bei Schwangeren durchgeführt werden.

37.2.6 Nebenwirkungen

Der BCG-Impfstoff ist, die richtige Applikation vorausgesetzt, verhältnismäßig gut verträglich. Die normale Impfreaktion besteht in der Bildung einer geröteten, knötchenförmigen Infiltration an der Impfstelle, die zentral einschmelzen kann und mit Krustenbildung abheilt. Vor allem durch fehlerhafte, d.h. nicht streng intrakutane Injektion, kann es zur Entstehung eines längere Zeit persistierenden Ulkus an der Impfstelle kommen, das spontan, allerdings unter Narbenbildung, abheilt.

Schwerere Nebenwirkungen sind Lymphadenitiden, die unter Umständen einschmelzend sein können und in einer Frequenz von 1 : 1 000 zu erwarten sind, sowie sehr selten BCG-Osteomyelitiden. Bei der Impfung von Menschen mit Immundefekten – meist bei Säuglingen oder Kleinkindern in Unkenntnis des Immunstatus – kann eine disseminierte BCG-Infektion mit schlechter Prognose auftreten.

Diskussion 36: Warum impfen wir nicht mehr gegen Tuberkulose?

Der Impfstoff gegen Tuberkulose (BCG-Impfstoff) ist nicht besonders gut wirksam und kann zu schweren Komplikationen führen. Die Impfung vermag bei Neugeborenen nicht die Infektion, aber schwere Verläufe (tuberkulöse Meningitis, Miliartuberkulose) zu verhindern; bei Erwachsenen ist die Wirksamkeit generell gering. Deswegen werden Kinder nur noch in Hochendemiegebieten regelmäßig geimpft; einzige Indikation für eine BCG-Imfung von Erwachsenen ist intensiver Kontakt zu Patienten mit therapieresistenter Tuberkulose. Die epidemiologische Situation in Deutschland rechtfertigt daher die Impfung derzeit nicht. Für unseren Medizinstudenten besteht also kein Grund, sich vor Ort impfen zu lassen (zumal er mit aufsteigenden Konzentrationen von Tuberkulin im Mendel-Manteaux-Test vorgetestet werden müsste, was die eigentliche Impfung noch um etliche Tage verzögern würde). Sinnvoll ist es allerdings, nach seiner Rückkehr einen Test auf Tuberkulose durchzuführen.

---

38 Indikationsimpfungen mit Kombinationsimpfstoffen

Fallbeispiel 37: Kombinationsimpfstoffe

a) Eine 19-Jährige tritt ihre erste Stelle als Kindergärtnerin an. Bei der Einstellungsuntersuchung stellt sich heraus, dass sie im Alter von 1½ Jahren einmal gegen Masern, Mumps und Röteln geimpft worden war; eine weitere MMR-Impfung wurde nicht durchgeführt.

- Braucht sie (als Kindergärtnerin) einen Schutz vor Masern, Mumps und Röteln?
- Wenn ja –wie gehen Sie vor:
  - Bestimmung von Antikörpern gegen Masern, Mumps und Röteln?
  - Impfung **ohne** vorherige Antikörperbestimmung?
  - Kontrolle des Impferfolges nach der Impfung?

b) Bei der Einstellungsuntersuchung wird ein 28-jähriger Arzt, der seine erste Stelle an einer Kinderklinik antritt, unter anderem auch auf Antikörper gegen Masern, Mumps und Röteln getestet (er wurde nie dagegen geimpft, Erkrankungen sind ihm nicht erinnerlich). Antikörper gegen Masern und Röteln sind vorhanden, der Test auf Mumps-Antikörper fällt negativ aus. Er sollte also gegen Mumps geimpft werden, ein monovalenter Mumpsimpfstoff ist aber nicht verfügbar.

- Kann der junge Mann mit dem MMR-Impfstoff geimpft werden?
- Was ist bei bestehender Immunität gegen Masern und Röteln zu erwarten, wenn er mit dem Kombinationsimpfstoff geimpft wird?

c) Eine Medizinstudentin möchte ihre PJ-Zeit in der Pädiatrie verbringen und wird von der Klinik darauf aufmerksam gemacht, dass sie dazu über einen Schutz gegen Pertussis verfügen muss. Sie wurde als Kind viermal gegen Pertussis geimpft, seither aber nicht mehr; eine Erkrankung gegen Keuchhusten ist ihr nicht erinnerlich. Nachdem kein monovalenter Pertussisimpfstoff vorhanden ist, muss sie mit dem Kombinationsimpfstoff (Tetanus-Diphtherie-Pertussis oder Tetanus-Diphtherie-Polio-Pertussis) geimpft werden. Ihre letzte Impfung gegen Tetanus und Diphtherie bekam sie vor zwei Jahren; die Stelle möchte sie in acht Wochen antreten.

- Kann sie mit dem Kombinationsimpfstoff geimpft werden?

d) Ein 45-jähriger Bauingenieur fährt in einem Monat für drei Wochen nach China, um ein Projekt seiner Firma zu betreuen; in den nächsten zwei Jahren wird er deshalb wohl noch mehrere Male nach China reisen. Sie empfehlen ihm dringend eine Hepatitis-A-Impfung und raten ihm auch zu einer Impfung gegen Hepatitis B. Es bietet sich also die Hepatitis-A/B-Kombination an.

- Wie sollte sie in diesem Fall angewandt werden?
- Wie ist der Hepatitis-A-Schutz für den kommenden Chinaaufenthalt zu beurteilen?

Auch im Falle von Indikationsimpfungen müssen gelegentlich mehrere Impfungen gleichzeitig verabreicht werden; in der Reisemedizin ist das fast die Regel. Es handelt sich dabei zwar meist um Erwachsene, aber auch die schätzen in der Regel eine unnötig große Zahl von Injektionen nicht und verzichten deswegen gelegentlich sogar auf eine oder mehrere Impfungen. Durch Zusammenfassung mehrerer Einzelimpfungen zu einer Kombinationsimpfung lässt sich die Angst vor zu vielen Spritzen abbauen und die Impfbereitschaft bei ängstlichen Personen steigern. Daneben können gerade in der Reisemedizin, wo oft die Zeit drängt, Impfserien beschleunigt werden. Weil auch bei Erwachsenen ungern mehr als zwei, höchstens drei Injektionen gleichzeitig vorgenommen werden, sind gelegentlich mehrere Termine nötig. Der Einsatz von Kombinationsimpfungen kann die Zahl der Termine verringern, damit kann Zeit gewonnen werden. In einigen Fällen müssen allerdings auch Kombinationsimpfstoffe eingesetzt werden, weil monovalente Vakzinen nicht mehr verfügbar sind; dass gilt für Impfungen gegen Masern, Mumps und Pertussis.

38.1 Kombinationsimpfstoffe für Indikationsimpfungen

Einige der im Kapitel „Standardimpfungen mit Kombinationsimpfstoffen" vorgestellten Impfstoffkombinationen werden gelegentlich auch für Indikationsimpfungen benötigt. Zur Impfung gegen Masern, Mumps, Röteln ist das die Kombination

• Masern, Mumps, Röteln (MMR)

die auch in der Erwachsenenmedizin verwendet werden kann. Typische Indikation ist der Einsatz bei Personen, die in der Pädiatrie, der Geburtshilfe, in Gemeinschaftseinrichtungen für Kinder im Vorschulalter und in Kinderheimen beschäftigt sind. Hier verlangt die Biostoffverordnung einen Schutz vor Masern, Mumps und Röteln. Dieser Schutz kann angenommen werden (auch ohne Antikörpertestungen), wenn die betreffende Person zweimal gegen Masern, Mumps und Röteln geimpft wurde. Häufig liegt aber nur eine Impfung in der Kindheit vor. In diesem Fall ist es am einfachsten und auch am preisgünstigsten, noch eine MMR-Kombinationsimpfung durchzuführen. Auch wenn jemand noch nie gegen diese Infektionen geimpft wurde, reicht im Erwachsenenalter eine Impfung aus (die zweite MMR-Impfung im Kindesalter wird ja vor allem deswegen durchgeführt, weil die erste Impfung mit 12–15 Monaten unter Umständen wegen interferierender mütterlicher Antikörper nicht angeht – dieser Grund fällt bei Erwachsenen ja weg).

Die Kombination muss auch in den Fällen eingesetzt werden, wo nur Schutz vor Masern oder Mumps benötigt wird (etwa weil eine dokumentierte Infektion mit einem der Erreger bereits stattgefunden hat oder Immunität gegen Masern oder Mumps durch eine Antikörperuntersuchung nachgewiesen wurde), weil monovalente Masern- oder Mumpsimpfstoffe nicht mehr verfügbar sind. Die Anwendung eines Kombinationsimpfstoffs ist hier problemlos möglich. Die Komponente, gegen die bereits Immunität vorhanden ist, wird neutralisiert, ohne dass irgendwelche Reaktionen entstehen.

Die Impfstoffkombinationen

- Tetanus-Diphtherie-Pertussis (Tdap)
- Tetanus-Diphtherie-Polio (Td-IPV)
- Tetanus-Diphtherie-Pertussis-Polio (Tdap-IPV)

werden für Auffrischimpfungen bei älteren Kindern, Jugendlichen und Erwachsenen benutzt. Sie enthalten die reduzierte Menge an Diphtherietoxoid (2 IE/l) und sind je nach Hersteller ab dem vollendeten 3.–6. Lebensjahr zugelassen.

Die Tetanus-Diphtherie-Pertussiskombination ist zur obligaten Auffrischimpfung der 5- bis 6-Jährigen indiziert. Etwa zehn Jahre später, auf jeden Fall aber noch vor dem 18. Geburtstag (weil nur bis zu diesem Zeitpunkt die empfohlenen Auffrischimpfungen von den Kassen noch übernommen werden), erfolgt eine weitere Auffrischimpfung mit der Kombination Tdap-IPV.

Weil es keinen monovalenten Pertussisimpfstoff gibt, muss die Pertussiskombination auch verwendet werden, wenn eine Impfung nur gegen Pertussis notwendig ist. Dabei sollte zu einer vorausgegangenen Tetanus-Diphtherieimpfung wenn möglich ein Abstand von fünf Jahren eingehalten werden. Besteht dringender Bedarf nach einer sofortigen Pertussisimpfung, kann die Impfung mit der Tdap-Kombination aber auch kurz nach einer vorausgegangenen Impfung gegen Tetanus und Diphtherie vorgenommen werden, sofern frühere Impfungen gegen diese Infektionen gut vertragen wurden.

Die Kombinationen

- Hepatitis A, Hepatitis B
- Hepatitis A, Typhus

werden in der Reisemedizin eingesetzt, der Hepatitis-A/B-Impfstoff auch bei beruflicher Gefährdung in bestimmten medizinischen Bereichen (Pädiatrie, Infektionsmedizin, medizinisches Labor). Bei diesem Impfstoff liegt die Hepatitis-

B-Komponente in gleicher Menge wie im monovalenten Hepatitis-B-Impfstoff vor, die Hepatitis-A-Komponente aber nur in halber Dosierung. Der Grund dafür liegt in der Notwendigkeit von drei Injektionen für die Grundimmunisierung gegen Hepatitis B. Die drei Injektionen erlauben die Halbierung der Hepatitis-A-Antigen-Dosis, weil die monovalente Hepatitis-A-Impfung nur zweimal appliziert werden muss (vgl. S. 173, Impfstoff gegen Hepatitis A). Bei der Verwendung des Hepatitis-A/B-Kombinationsimpfstoffs in der Reisemedizin ist deshalb zu beachten, dass für einen kurzfristigen Schutz gegen Hepatitis A (der durch **eine** Dosis des monovalenten Impfstoffs erreicht wird) **zwei** Dosen der Kombination im Abstand von vier Wochen notwendig sind.

Die ausschließlich der Reisemedizin vorbehaltene Kombination Hepatitis-A/ Typhus enthält wie die entsprechenden monovalenten Vakzinen formalininaktiviertes Hepatitis-A-Virus sowie gereinigtes, nicht denaturiertes Vi-Kapselpolysaccharid von Salmonella typhi. Die Impfung ist indiziert für Personen, die sich in Entwicklungsländern aufhalten, in denen Typhus endemisch ist und die unter hygienisch unzulänglichen Bedingungen reisen („Rucksacktouristen", aber auch Entwicklungshelfer). In diesen Situationen ist immer auch ein Schutz vor Hepatitis A sinnvoll. Zu beachten ist, dass für einen dauerhaften Schutz vor Hepatitis A eine Boosterimmunisierung mit monovalentem Hepatitis-Impfstoff sechs bis zwölf Monate nach der ersten Dosis durchgeführt werden muss. Immunität gegenüber Typhus ist für ca. drei Jahre gegeben, danach ist eine erneute Impfung mit dem monovalenten Impfstoff notwendig (s. S. 191, Typhustotimpfstoff). Ebenfalls wie die monovalenten Vakzinen wird der Kombinationsimpfstoff intramuskulär injiziert.

Diskussion Fallbeispiel 37: Kombinationsimpfstoffe

a) Ein Schutz vor Masern, Mumps und Röteln ist für eine Kindergärtnerin auf jeden Fall angebracht (und wird auch von der Biostoffverordnung vorgeschrieben). Die junge Dame in unserem Beispiel wurde zwar einmal in der Kindheit gegen diese drei Infektionen geimpft, aber der Schutz nach einmaliger Impfung im zweiten Lebensjahr ist nicht absolut verlässlich; deshalb werden ja heute zwei Impfungen empfohlen; nach zwei MMR-Impfungen kann man Immunität annehmen. Die einfachste und kostengünstigste Lösung in unserem Fall ist daher die Durchführung einer weiteren MMR-Impfung, eine Kontrolle des Impferfolges ist nicht notwendig.

Sollte unsere Kindergärtnerin gegen eine, zwei oder alle drei Infektionen bereits immun sein, so werden die entsprechenden Komponenten des Impfstoffs neutralisiert. Negative Effekte sind nicht zu erwarten.

b) Hier liegt eine ähnliche Situation vor wie unter a) besprochen: die einzige Möglichkeit, den jungen Mann vor Mumps zu schützen ist eine Impfung mit dem Kombinationsimpfstoff.

c) Nachdem kein monovalenter Pertussisimpfstoff mehr verfügbar ist, kann lediglich mit Tdap bzw. Tdap-IPV geimpft werden. Dazu wird im Allgemeinen empfohlen, die Kombination möglichst nicht früher als fünf Jahre nach einer vorausgegangenen Tetanus-Diphtherieimpfung einzusetzen. Die bisherige Erfahrung zeigt aber, dass auch ein Einsatz der Kombination zu einem früheren Zeitpunkt problemlos ist, sofern vorausgegangene Tetanus- und Diphtherieimpfungen gut vertragen wurden. Unter dieser Voraussetzung kann man unsere Studentin also sicher gegen Pertussis impfen.

d) Innerhalb der vor der Abreise verbleibenden vier Wochen kann man keine vollständige Grundimmunisierung gegen Hepatitis A und B mehr durchführen. Man kann aber sehr wohl einen verlässlichen Hepatitis-A-Schutz für einige Wochen aufbauen, der in unserem Fall sicher am wichtigsten ist. Die Notwendigkeit einer Hepatitis-B-Impfung ergibt sich ja nicht unbedingt aus dem unmittelbar bevorstehenden dreiwöchigen Aufenthalt in China, sondern aus den weiteren Reisen und damit einer insgesamt doch längeren Aufenthaltsdauer in diesem Land. Der Hepatitis-A/B-Kombinationsimpfstoff muss wie der monovalente Hepatitis-B-Impfstoff dreimal verimpft werden. Deshalb enthält er auch nur die halbe Menge an Hepatitis-A-Antigen (für die Grundimmunisierung mit dem monovalenten Hepatitis-A-Impfstoff sind wegen seiner hohen Immunogenität nur zwei Impfungen zum Zeitpunkt 0 und nach 6–12 Monaten notwendig). Für einen kurzfristigen Schutz gegen Hepatitis A, etwa kurz vor einer Reise wie in unserem Fall, müssen deshalb zwei Dosen des Kombinationsimpfstoffes im Abstand von vier Wochen appliziert werden (bei Verwendung des monovalenten Impfstoffs reicht eine Dosis aus). Damit ist ein verlässlicher Schutz vor Hepatitis A für einige Wochen zu erreichen. Der Hepatitis-B-Schutz ist nach zwei Dosen nicht sicher; erst die dritte Dosis führt zu einer ausreichenden und lang anhaltenden Immunität gegenüber Hepatitis B und Hepatitis A.

Weiterführende Literatur

Impfungen generell

Plotkin SA, Orenstein WA, Offit P (Hrsg): Vaccines. 5th ed. Saunders/Elsevier (2008)
Umfangreiches Standardwerk, das über alle gegenwärtig verfügbaren Impfstoffe ausführlich Auskunft gibt

Levine MM, James B. Kaper JB, Rappuoli R, Liu MA, Good MF (Hrsg): New Generation Vaccines. 3rd ed. (4. Aufl. in Vorbereitung)
Sehr ausführliche Darstellung der Entwicklung neuer Impfstoffe und ihrer immunologischen und molekularbiologischen Grundlagen

Spiess H, Heininger U (Hrsg): Impfkompendium. 6. Aufl. Georg Thieme Verlag, Stuttgart (2005)
Gegenwärtig umfangreichste Zusammenfassung aller Impfungen in deutscher Sprache

Impfempfehlungen

STIKO: Mitteilung der Ständigen Impfkommission am Robert Koch-Institut. Empfehlungen der Ständigen Impfkommission (STIKO) am Robert Koch-Institut/Stand: Juli 2009. Epidemiologisches Bulletin 30; 27. Juli 2009
Die aktuellen Impfempfehlungen, die jährlich überarbeitet und ergänzt werden. Änderungen und wichtige Hinweise zum Impfen bzw. zu impfpräventablen Krankheiten werden bei Bedarf in dem vom Robert-Koch-Institut herausgegebenen und wöchentlich erscheinenden Epidemiologisches Bulletin veröffentlicht.

Impfprobleme, Nebenwirkungen

Schneeweiß B, Pfleiderer M, Keller-Stanislawski B. Impfsicherheit heute. Deutsches Ärzteblatt 2008; 105: 590-595
Eine umfassende Darstellung der hohen Sicherheit moderner Impfstoffe auf der Grundlage aktueller wissenschaftlicher Publikationen und eine Auseinandersetzung mit impfkritischen Einwänden

STIKO: Aktualisierte Mitteilung der Ständigen Impfkommission (STIKO) am RKI: Hinweise für Ärzte zum Aufklärungsbedarf über mögliche unerwünschte Wirkungen bei Schutzimpfungen/Stand: 2007. Epidemiologisches Bulletin 2007; 22: Nr. 25
Hier erfährt der impfende Arzt, worüber er aufklären muss (und worüber nicht!)

Update: vaccine side effects, adverse reactions, contraindications, and precautions. Recommendations of the Advisory Committee on Immunization Practices. MMWR Morb Mortal Wkly Rep 1996; 45 (RR-12): 1-35

Eine nicht mehr ganz neue, aber immer noch aktuelle Zusammenstellung der gesicherten Nebenwirkungen und Komplikationen der wichtigsten Impfstoffe.

Quast U, Ley-Köllstadt S, Arndt U. Schwierige Impffragen – kompetent beantwortet. 2. Aufl.. Verlag im Kilian, Marburg (2008)

Immer wieder im „Impfalltag" auftauchende Probleme werden in Frage und Antwort abgehandelt

Wichtige Internetadressen zum Thema Impfen

Robert-Koch-Institute: *http://www.rki.de*

Aktuelle Impfempfehlungen, Steckbriefe wichtiger Infektionskrankheiten (auch der meisten impfpräventablen Erkrankungen), online-Ausgabe des Epidemiologischen Bulletins

Paul-Ehrlich-Institute: *http://www.pei.de*

Das Paul-Ehrlich-Institut ist verantwortlich für die Zulassung u.a. von Impfstoffen, aber auch für die Erfassung und Bewertung von unerwünschten Wirkungen dieser Produkte. Die Seite enthält u.v.a. aktuelle Meldungen und Hinweise zu Impfstoffen und ihrem Gebrauch

Centers for Disease Control: *http://www.cdc.gov*

Diese Web-Site bietet neben vielen Informationen über die unterschiedlichsten Gesundheitsthemen auch zahlreiche Hinweise auf Infektionskrankheiten. Sie enthält unter der Rubrik „Publications" die on-line Ausgabe der Zeitschrift „Morbidity and Mortality Weekly Report", in der Sie unter „recommendations and reports" auch die Empfehlungen der amerikanischen Impfkommission ACIP (Recommendations of the Advisory Committee on Immunization Practices (ACIP)) finden. Hier sind generelle Empfehlungen (Comprehensive Recommendations) und impfstoffspezifische Empfehlungen (Vaccine-specific recommendations) aufgeführt, die regelmäßig auf den neuesten Stand gebracht werden.

Deutsche Gesellschaft für Tropenmedizin (DTG): *http://www.dtg.org*

Wichtige Hinweise zu reisemedizinisch wichtigen Impfstoffen und zur Malariaprophylaxe

Stichwortverzeichnis